小儿推拿入门

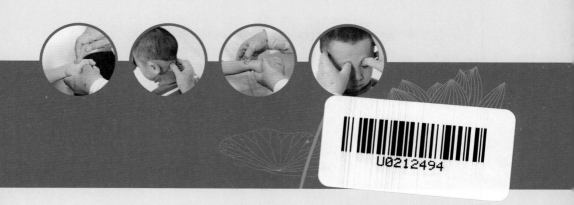

主　编　田常英　井夫杰　鲁　岩

副主编　李　静　刘　敏　赵春竹　井夫士
　　　　张仙居　姜福媛

编　委　（以姓氏笔画为序）
　　　　王维英　井夫士　井夫杰　田　雷
　　　　田常英　刘　敏　刘钊君　孙燕佩
　　　　李　岩　李　静　吴承峰　张仙居
　　　　赵春竹　姜福媛　梁子峰　鲁　岩
　　　　鲁道远

人民卫生出版社

图书在版编目（CIP）数据

小儿推拿入门 / 田常英，井夫杰，鲁岩主编 . —北京：人民卫生出版社，2020

ISBN 978-7-117-29680-9

Ⅰ. ①小… Ⅱ. ①田…②井…③鲁… Ⅲ. ①小儿疾病 – 推拿 Ⅳ. ①R244.15

中国版本图书馆 CIP 数据核字（2020）第 058110 号

| 人卫智网 | www.ipmph.com | 医学教育、学术、考试、健康，购书智慧智能综合服务平台 |
| 人卫官网 | www.pmph.com | 人卫官方资讯发布平台 |

小儿推拿入门

主　　编：田常英　井夫杰　鲁　岩

出版发行：人民卫生出版社（中继线 010-59780011）

地　　址：北京市朝阳区潘家园南里 19 号

邮　　编：100021

E - mail：pmph @ pmph.com

购书热线：010-59787592　010-59787584　010-65264830

印　　刷：北京铭成印刷有限公司

经　　销：新华书店

开　　本：710 × 1000　1/16　印张：10.5

字　　数：146 千字

版　　次：2020 年 5 月第 1 版　2020 年 5 月第 1 版第 1 次印刷

标准书号：ISBN 978-7-117-29680-9

定　　价：56.00 元

打击盗版举报电话：010-59787491　E-mail：WQ @ pmph.com

质量问题联系电话：010-59787234　E-mail：zhiliang @ pmph.com

自 序

　　2015 年 6 月，余编撰的《小儿推拿实用技法》由人民卫生出版社出版。此书出版后，深受具有相关临床工作经验的小儿推拿从业者及爱好者欢迎。因为小儿推拿包含了中西医多学科知识，所以初学者虽认真研习，却难有所成。故编此书，辅以临床验案并详释其理，希望更多读者能够了解、掌握小儿推拿技法。

　　余从事临床工作 58 年（退休后仍有个人的小儿推拿门诊），在原山东中医学院、山东医学院进修学习共 3 年，从理论上充实了自己，尤其在山东省中医院进修期间，得到孙重三老师真传，学习其特色技法——体穴、复式操作手法及畸形的矫正。曾多次参加省内外小儿推拿学习班、经验交流会、研讨会。参加首届国际按摩导引学术研讨会等，融各家之长，与单位同事总结常见病、多发病的临床诊疗经验，已载于各杂志，扩大了适应证，并提高了疗效。余望诊经验丰富，国内外颇有影响，很多患儿慕名求医，同行慕名求教。多次受邀到国内外介绍小儿推拿知识，交流学术思想及诊治法，尤其是望诊经验。

　　小儿推拿疗效显著，应发扬光大。本人才疏学浅，故迟迟不敢动笔。但来自多方面的鼓励及催促，加之国家医疗事业大发展，小儿推拿亦和中医其他学科一样，各学派纷纷办学习班、经验交流会，总结经验，出版论著，传播技术，形势大好，督促我有责任将积累的临床经验整理汇集成册，继承发扬下去,不辜负同道的期望！由于本人水平有限,疏漏不足之处难免,敬请各位前辈、同行、读者批评指正！本书在照片拍摄及文字编辑方面得到了吴鲲的热情帮助,特表感谢！

田常英

2019 年春于青岛

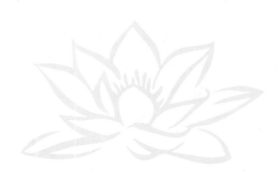

目 录

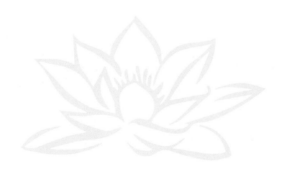

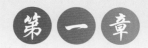

小儿推拿概述

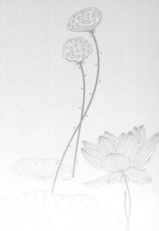

　　小儿推拿是中医学的一个组成部分,属外治法,是数千年来中国人民与疾病作斗争的临床经验总结。尤其是 20 世纪 60 年代至今,小儿推拿无论是从理论研讨及临床经验总结,还是出版论著都是史无前例的。

　　小儿推拿是以手法对小儿疾病进行治疗、预防保健的方法。这种方法是用手在体表的穴位和部位上施加一种物理刺激,调动机体自身的调节功能,纠正阴阳的偏胜及偏衰,扶正祛邪,调整脏腑,调和气血,增强机体的抗病能力,达到防治疾病及保健的目的。其适应证广,从新生儿到 12 岁儿童,从五官科、皮肤科到内科、外科、神经科,对急、危、重症患者都能发挥一定作用。尤其对消化、呼吸、小儿痹证、痿证等均有一定疗效。这种疗法能提高小儿免疫力,基本无痛苦,很少有不良反应,不需要医疗设备,操作简单,小儿易于接受,经济实惠,易学易用。

　　众所周知,人体表面有穴位,是人体脏腑经络之气输注聚集体表之所,是治病的关键所在。小儿推拿穴位很多,称为"特定穴"。这些穴位的形态呈点状、线状、面状,多分布于肘膝以下,是古人在实践经验中总结出来的。皮部是人体最外层,它是保护机体、防御外邪的第一道屏障,《素问·皮部论篇》中说:"是故百病之始生也,必先于皮毛。"故凡外邪侵入脏腑都是先从皮毛开始的。在邪气侵入皮部的时候,如能及时治疗,就会很快痊愈。《素问·阴阳应象大论篇》中指出:"故善治者治皮毛,其次治肌肤,其次治筋脉,其次治六腑,其次治五脏。"当病邪侵入皮部,尚未到达经络脏腑时,抓住时机治皮部,就会收到事半功倍的效果。

　　小儿推拿就是根据以上原理和古人的实践经验总结，运用正确的推拿手法，在体表的特定穴位和部位，加上一种有规律的手法刺激来达到治病的目的。这种对体表的刺激，通过经络作用，使其所络属的各有关脏腑受滞的气血得以畅通，人体各项功能得以恢复与增强，这就是小儿推拿治病的基本原理。

　　新中国成立以后，小儿推拿和中医各科同样得到很大发展，发掘整理了散在民间的文献、资料，重印再版了很多有价值的小儿推拿名著。各地区开办推拿院校，开办不同程度的学习班及经验交流会、研讨会，培养了大批小儿推拿专业人员，充实到各级医疗机构，提高了业务能力，使小儿推拿的效果家喻户晓，也越来越受到其他国家的重视和青睐。小儿推拿现在已全球开花，如马来西亚、新加坡、泰国等，他们利用"请进来走出去"的学习方法进行学习，故小儿推拿疗法发展很快，新加坡一推拿中心每日挂号人员络绎不绝。小儿推拿是我国的瑰宝，所以我们应继承好，学习好，运用好，为造福全球的下一代而共同努力！

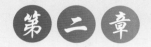

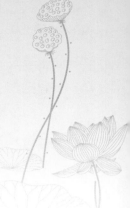

儿科疾病的诊断

第二章

第一节 望 诊

　　望诊是用眼睛观察小儿全身情况的变化,从而得到与疾病有关的临床资料,以察知疾病的病位及病性等的一种诊法。中医学在长期临床实践中证明,人体内外部是紧密相连的。如《幼科铁镜》说:"小儿病于内,必形于外","凡治婴儿病,不望颜色,不审苗窍,故病不应药。是书惟以望颜色、审苗窍六字,为大主脑"。可见在古代就相当重视望诊,强调小儿皮肤娇嫩,反应敏感,脏腑内部病变能及时反映于体表,加之其他诊法如闻、问、切诊等,综合分析判断,得出正确的诊断。

一、望神色

　　1. 望神　神是生命活动的总称,是生命活动的外在表现。神依赖先后天精气的滋养,所以有神无神,关系到生命的存亡。《素问·移精变气论篇》曰:"得神者昌,失神者亡。"即说明了神的重要性。

　　望神包括得神、失神、假神。

　　(1)得神:又称有神,是精气足、神气旺的表现,虽病而正气未伤,是病轻愈后好的表现。凡两目有神(有眵有泪、精神内含者),精神活泼,语言清晰,面部红润,呼吸均匀,反应灵敏,为气血调和、精力充沛、无病的表现,即使患病,疾病也轻,易治。

　　(2)失神:也称无神,是精损气亏神衰的表现。病至此,已属重笃,预后不良。表现为面色晦暗,表情淡漠或者呆板,目暗睛迷,瞳神呆滞,反应迟钝,动作失灵,呼吸气微或者喘,精神萎靡,语言不清,神魂颠倒或者全身消瘦等。

（3）假神：是垂危患者出现精神暂时好转的假象,是临终前的预兆。本是久病、重病患者已失神,而突然精神转好,目光转亮,言语不休或声音洪亮,又称为回光返照,或叫残灯复明,一般4~48小时患者死亡。

2. 望面色及光泽　面色是指青、赤、黄、白、黑五种颜色;光泽是指荣润枯槁、鲜明、晦暗、光彩而言。因此根据不同色泽,结合其他诊法,可预知疾病的发展及愈后,如青主肝,赤主心,黄主脾,白主肺,黑主肾。以上为五脏配五色,正病正色。在症状方面,面青为惊风,面赤为热为火,面黄为伤脾伤食,面白为虚为寒,面黑为痛为恶候。因脾胃为黄色,代表有胃气,故四季均应有微黄色。总之,五色明显为新病、轻病;枯槁黯淡为久病、重病。以上为察色大要,必须结合其他诊法,才能得出正确的诊断。

古人将面部划分为五位配以五脏,五脏各主其色,以部位所见之色,相生为顺,相克为逆。额部属心,下颌属肾,左颊属肝,右颊属肺,脾居面中央,以上是五位。五位色青,主惊主痛,大凡青色出现,病情较重,小儿多见,尤应注意。印堂色青为惊或惊泻;肝病色青是正色;承浆青黑主惊,主抽搐。五位色黄,主脾湿,人以胃气为本,略带黄色为有胃气,无黄色为胃气绝;面黄而鲜者多为湿热食积,黄而晦暗者为寒湿伤脾;淡黄无华为脾虚,脾病色黄为正色。五位色赤,主大热,为痰热壅盛或惊厥不安,红而隐青,双目窜视为热极生风,必发惊厥。心病色赤为正色。小儿热病较多,如小儿皮肤发红,有散在的小红点或隐约可见的湿疹,这是湿重的表现。一般在3~4个月,甚至更早的时间出现,在面部或身体的某一部位,如眉间、耳后或阴部多见,多在哭闹或进食后明显,可见红点散在或连成片。或伴有痰多或便稀,次数为7~10次不等。大便呈棕色或黏或干结,交替出现,大便化验为阴性。常以腹泻就诊,但对药物不敏感,小便正常,不愿喝水。以上症状反复出现,但是小儿体重不减,反而体胖。中医诊为胎毒,西医诊断为特异性体质。随着年龄的增长和辅食的添加,6个月后症状逐渐好转，多数到周岁症状消失。病因多为其母孕期多食刺激性及高蛋白食物，如海参、甲鱼，辛辣、油腻、肥甘等物，刺激性强，热量大，造成胎热、胎毒。这类小儿平时湿疹多，大便次数多，只要注意别感染，一般不用药物治疗。如果合并感染就应及时治疗。平时注意小儿不要吃得过饱，穿得太暖，不用肥皂及温度过高的水洗澡，湿疹痒时不要抓破皮肤，以防皮肤感染。

五位色白，主虚主寒，为肺气虚或泄泻，吐痢；面色㿠白为气虚；白而无华，唇爪色淡是血虚；白而浮肿是气虚；白而消瘦，颧赤唇红为阴虚火旺；白如枯骨为肺气绝。肺病色白为正色。

五位色黑，脏腑欲绝，为疾危恶候，常需中西医结合抢救。肾病色黑是正色。

总之，五色明显为新病，病轻；五色黯淡，病邪入里，为久病，病重。面部滞色为外感，新滞色，病邪在表，解表即可；陈滞色，病邪半表半里，应滋阴清热后解表。

临床中若根据小儿的面色定治则，效果显著。如面色青、黑，病在肝肾，首选补肾（因肝肾同源，用滋肾养肝法）；面色黄，病在脾，先补脾土；面色白，病在肺，肺为娇脏，不耐寒热，易虚易实，虚证用补法，可补肺经或补脾土（培土生金法）；面赤病在心，泻心经或清小肠、天河水代之。临床中还可根据五色与四时的关系定治则，有基础的人可参考《小儿推拿实用技法》一书。

二、望形体

望形体就是观察小儿形体和动静姿态，以推断疾病性质，包括头颅、躯体、四肢、肌肉、毛发、指（趾）甲等。

通过望形体了解小儿身体强弱、病位所在及虚实寒热，从而确定治则。正常小儿形体壮实，肌肉丰满，皮肤柔嫩，毛发润泽，面色红润，精神活泼好动，反应灵敏，声音洪亮，此为体强少病，即使有病亦轻，易治。反之，形体消瘦，面色苍白或苍黄，晦暗无华，精神萎靡，乏力懒动，哭声低微，皮肤干，发枯焦或者鸡胸龟背，囟门逾期不合，多属虚或重症、危症；面色苍白，四肢厥冷，大汗淋漓，精神萎靡，反应迟钝或神志不清,呼吸气短不续,唇、趾、指发绀,烦躁不安,惊厥不止或反复抽搐等为体弱多病。

通过望小儿形体可测知父母的身体情况和性格脾气。如小儿筋骨强壮,反应灵敏,四肢骨及手骨硬者为父体强壮,精力充沛;小儿肌肉丰满,体胖为后天母乳好;小儿面黄体瘦,头发稀黄,为母体血热,孕期脾气躁,好生气,好发脾气,小儿亦然。母血充实,则儿发色黑而光润;母血虚弱,或胎漏败坠,或纵酒多淫,儿发必黄槁焦枯,或生疳瘦之患,寿亦不长之兆也。因此,要注意养胎护胎。

1. 望头颅　颅形端正,骨部皆大,强者多寿,为先天禀赋强,少病易养。头小骨软,囟门下陷,为先天不足,多病难养。头颈皆软为气血亏。方颅骨软,囟门逾期不合,为后天营养失调。囟门成坑,头发作穗,多病难养。颅骨膨大,颈细,落日眼为脑积水。囟门高起,除小儿大哭大闹外,多见于高热、抽搐,为实证;囟门下陷常见于呕吐、泄泻或高热伤阴。

2. 望头发　发为血之余,是肾之外华,发以黑亮有弹性为佳,新生儿发黑亮为禀受父母精气充沛;毛发干稀为先天胎气不足,而发逐渐变稀黄,或直立向上,为后天气血亏损,多见于营养失调;发结如穗或干枯,为疳积;面无血色,头发坠落为血虚之证。总之,发乌黑润泽,富有光泽和弹性,根疏而匀为健康的标志。

3. 望眼、鼻、口、舌、耳及前后阴　此为七窍,窍与五脏相通,望七窍的变化可以反映脏腑的寒热虚实,补充望五位五色的不足。

(1)望眼:"五脏六腑之精气,皆上注于目而为之精",肝与目相通连,而与五脏相通。白珠属肺,黑珠属肝,瞳仁属肾,两目内眦属心,上下眼胞属脾。五脏五色,各有所司。心主赤,赤甚者心实热也,赤微者心虚热也;肝主青,青甚者肝热也,淡青者肝虚也;脾主黄,黄甚者脾热也,淡黄者脾虚也。目无精光及白睛多而黑睛少者,肝肾俱不足。所以望目可知五脏之变化,健康小儿黑光满轮,神采炯炯,转动灵活,虽病而无大碍,为肝肾气血充沛的表现。反之,两目无神应注意到医院就诊,以免误诊。

(2)望鼻:鼻居面中央,是脾的位置,又是肺窍,是面部的重要器官,是五官的先始。如《望诊遵经》曰:"五官先生鼻,五脏先成精,精乃一身之本,头为五体之尊……五色独决于明堂,四诊先观其天牝。盖鼻者,形之始也,气之门户……盖鼻者,肺之合也,鼻大者,脏气有余,鼻小者,脏气不足。"鼻代表脾胃功能,具体来说,准头为脾,两翼属胃,鼻梁属肺。鼻准及鼻翼的形较大(即准、翼大)说明人的先天脾胃功能好,加之色泽俱佳是健康的标志,说明食量正常,消化吸收好;若准头色泽俱佳,翼部色泽差,小儿虽乳食量少或减少,但肌肉仍不见瘦;如翼部色泽俱佳,准部色泽差,而食量正常或增加,但不生肌肉或有泄泻之候;如准头形小,翼大,说明吃得多但吸收差,不会胖;反之,翼小准大,吃得不多但长肉。总之,鼻准鼻翼形够,消化吸收即有保障。至于色泽,则是暂时的,若色泽差,经四诊合参,辨证施治,即可很快治愈。

鼻头色暗黄,伴有小白点散在,为脾虚,症见泄泻,消化不良。鼻翼周围色黄、白而硬,多为吐乳,或待吐乳食,或恶心。

山根(又称三风或二门)位置在两眼之间,若青筋横截,为伤乳食。《幼幼集成》曰:"年寿赤光,多生脓血;山根青黑,每多灾异。"山根为足阳明胃脉所起,大凡小儿脾胃无伤,则山根之脉不现。若乳食过度,胃气抑郁,则青黑之纹横截于山根之位。

鼻部五色主病:鼻部色泽明润,光亮为正常。鼻头色青,主腹中痛,色黄是痰饮,即湿热;惨黄是脾败;色白是虚寒或亡血;色赤为脾热,痰饮。鼻梁属肺,色暗无泽,为胸中有痰饮、咳喘等肺疾;色浮淡不滞,其症轻,易治,反之,色陈浊而滞,症缠绵难治。鼻孔赤,浊涕绵绵,为肺胃俱热,症见大便干,恶臭,用水冲即散,多数小儿多食易饥,但精神好,睡觉少,睡中上窜,个别小儿烦躁,不胖。

年寿(延年),位于鼻梁最高点(山根下)。该穴主要用来诊断,看有无胃气,微黄有泽为正色。病重面色青灰或青黑无泽;只有年寿和鼻准(鼻头)色黄有泽,此人乃胃气尚存。因二穴属土,土为万物之母,后天之本,有黄色为有生气,需继续治疗。

鼻唇沟周青,多数为腹痛或痰多,鼻头鼻翼色红为时令病。总之,看鼻对诊断很有参考价值。

（3）望口腔

1）望唇：脾开窍于口，其华在唇。正常小儿唇红润，表示脾胃好。《实用小儿推拿》说："小儿唇色变化大多反映脾胃疾患。"临床上见唇红而吐的是胃热；唇白而吐的是胃虚；唇色正常而吐的是伤食；唇焦而干的为脾热，亦为食积；焦而红者愈后好；焦而黑者愈后不良；唇口色赤而肿的是热甚；唇口均青黑的为冷极；唇淡口腻为寒湿；唇色淡白为血虚；红而紫者为血瘀。《望诊遵经》曰："小儿唇红厚者，脾胃健，易养也。"

2）望口：小儿口内黏膜上有大小不等的红点，渐渐溃烂或成片，周围红润，表面有灰白色的假膜覆盖，身热、疼痛、哭闹流涎，口臭拒食，大便干，小便短少，色黄，为口疮或口糜，多因实火内侵，或饮食不当，或下焦膀胱之热移于小肠不得通泄，致热于小肠，上熏心脾二经，循经上行口舌，腐肌成疮；虚者多因体虚或伤阴耗液，导致水不制火，虚火上炎而致。口糜较口疮重，现代医学认为是由病毒尤其是巨细胞病毒感染所致，常可继发细菌感染，称为溃疡性或疱疹性口腔炎，是自身免疫性疾病，病程一般 5~7 天，长者可达 12 天之久，全身症状重，又不能进饮食，多采用输液加推拿治疗，可缩短病情，或者给予冰冷食物，待口腔麻木后再进食。

口腔内诊，以助诊断：身热 2~3 天，见两颊黏膜粗糙、充血，近磨牙处出现灰白色斑点为麻疹黏膜斑，是麻疹先兆。发热 2~3 天，腮腺管口处红肿如粟（上颌第二磨牙对面黏膜上）是腮腺炎的预兆。下唇黏膜散在鱼子样颗粒，大便有蛔虫卵可验。

3）望咽喉：咽喉为一身之总要，肺胃之门户，主气之呼吸出入。临床咽痛、喉痛常见，为咽炎、喉炎、乳蛾、喉痧等多种儿科常见病的临床症状，故临诊时必察咽部，如咽部轻度烧灼感，色淡红，疼痛，是外感症。发热，悬雍垂单、双侧红肿似蚕蛾为乳蛾，甚至重的有脓性分泌物，称化脓性乳蛾。咽红烂疼痛，伴发高热，应及时去医院就诊。

（4）望舌：舌为心之苗，正常舌体柔软，五脏在舌面上的分布：舌根属肾，中部属脾胃，左边属肝，右边属肺，舌尖属心。按三焦分，舌尖属上焦，舌中属中焦，舌根属下焦。舌分舌质和舌苔两部分。查舌质可辨五脏虚实,观舌苔可知疾病的表里寒热虚实及病情轻重进退。

新生儿及小儿口内铺满白屑似鹅口为鹅口疮;舌面及黏膜散在大小不等的疮面,红肿或溃烂为口疮、口糜。舌时露时收,频频玩弄为弄舌;舌伸长而缩缓或伸出不收者为吐舌,吐舌、弄舌均为病态。舌系带两侧红肿膨出者称重舌、子舌,而舌体肿大麻木不灵为木舌,重舌、木舌均为心脾二经积热;长时间阵发性痉咳,舌系带两侧溃烂,提示顿咳(百日咳)。

(5)望耳:查耳形可知肾的强弱。耳形之诊,当以厚而大者为形盛;薄而小者为形亏。肿起者,邪气实;消减者,正气虚。润泽则吉,枯槁则凶。耳与五脏的关系:上耳轮属心,中耳轮属脾,耳垂属肾,皮毛属肺,耳后高骨属肝,全耳应厚而大,色红润为佳。

(6)望二阴:前阴指生殖器、尿道,后阴指肛门,皆为肾所主。正常男孩阴囊不松不紧,宜褐黑色,纹细。《望诊遵经》曰:"囊宜小,纹宜细,小儿囊紧实者,多寿,气胜形也;囊坠下者,多病,形胜气也……小儿肾囊紧细色紫者多寿,气血足也;宽大色白者多疾,气血亏也;阴囊绉黑有弦者易养,形色皆顺也;阴囊色赤无纹者难养,形色皆逆也。"阴囊松弛不收属于肾气虚弱或见于热证,或病情趋向发展;病重阴囊有松弛转向实紧的,为病情向愈转变;小儿阴茎不举或小便喷射而出,为先天肾气不足;阴囊时肿时复,啼哭或下蹲用力(腹压加大)时,突出物加重,平躺时可回纳为疝气;阴囊或左或右增大,皮肤光亮(透光试验阳性)为水疝(鞘膜积液),多因湿热内郁所致。肛门红肿热痛为大肠湿热;肛门瘙痒,夜间为甚者,多为蛲虫病。直肠脱出成尖形,色赤或淡红,轻者易回纳,为脱肛,多为久痢久泻,中气下陷所致;直肠脱出,翻叠似菜花样,成深红色或紫色,见有脓血分泌物,时久不宜回纳为翻肛,多为大肠积热所致。女孩前阴红赤,多为膀胱积热下注,或坐湿地、不清洁之处所致。

三、望排出物

1. 望涎液 口水过多,多因脾气虚弱,涎液失摄所致。以往无症状,近日发现口水多,拒食、哭闹,可查口腔,以排除口疮。

2. 望痰液　痰液清稀属寒;清稀夹泡沫属风痰;清稀易咳吐是风寒;痰多色白黏是湿痰;痰液色黄属热;痰液黄稠是肺热灼津炼液;痰黄量少难咳是肺热伤阴;痰中带血是热伤肺络;痰液浓浊带血,气味腥臭,多为肺痈;久咳痰中带血,须防肺痨。

3. 望呕吐物　呕吐物稠浊有酸臭味为胃热;清稀无臭味为胃寒;腐臭多宿食为食滞;呕吐黄绿苦水为胆热犯胃;呕吐暗红血水为胃络损伤;呕吐频频不止,伴腹痛便闭,须防肠结(肠梗阻或先天性消化道畸形)。

4. 望大便　幼儿大便应呈条状,稍黄微臭,一天1~2次属正常。牛乳喂养的小儿,大便呈淡黄或淡白色稍硬。湿重小儿大便一天十几次,稀、黏、绿;便色深,干结,臭气重,多属热证或夹食滞;大便坚硬,带鲜血为肛裂;便中有脓血,伴阵发性腹痛,为大肠湿热;便血多为血分有热,病在小肠;脓多为气分热,多在大肠;大便色绿、稀溏,多属肝旺脾虚;暴注下迫,色黄似蛋花样,量多,热臭,身热,小便黄少,为热泻;吐泻物臭如败卵为伤乳食;泻下清谷,洞泻不止,为脾肾阳虚,皆属寒;大便赤、白、黏冻,为湿热积滞,多见于痢疾;小儿哭闹阵发性加重,见大便果酱样,应考虑肠套叠;久泻不愈,便稀黏,挑起时偶见状似粉条样物,需排除霉菌性肠炎;泻屎水,吐泻奶瓣,系伤脾;便稀完谷不化,为脾虚;屡见泄泻绿水,慎防慢惊之变;便黑为胃肠出血;白便为湿热黄疸;脓血便,伴里急后重,为痢疾肠热;便黏须知肠炎。

5. 望小便　小便正常应为清长色白,无不适感。若黄赤、涩短为湿热下注,尿清且量多,伴有遗尿,多为肾气虚;尿深黄,皮肤、巩膜黄染,多为湿热内蕴,为黄疸症;尿混如米泔水,为饮食失调或饮水少或脾胃虚弱所致;尿红或呈茶褐色,多为血尿;外感小便清长者,知邪在表;尿液混浊,皆属于热;澄彻清冷,皆属于寒;清白而长者,下焦虚寒。

四、望动静姿态

正常小儿身体活动自如,无痛苦或不适的表现。若小儿睡卧能自行转侧,面向光亮处,多为阳证、热证、实证,若懒于转侧,面向暗处,则多为阴证、寒证、虚证;睡时仰面伸足,揭被踢衣,多为热证,蜷卧缩足,喜覆被者,多属寒证。喜俯卧者,为乳食内积,若喜蜷卧或翻滚不安,呼叫哭闹,两手捧腹,多为腹痛;端坐喘促,痰鸣哮吼,多为哮喘;咳嗽鼻煽,胸胁凹陷,呼吸急促,多为肺炎喘咳;肢体及颜面抽搐,角弓反张,颈项强直,两目上视为惊风。

第二节　闻　诊

　　闻诊包括听声音、闻气味,是用听觉以诊察小儿的啼哭声息、呼吸、咳嗽等声音,以及利用嗅觉辨别小儿口气、二便、痰液等气味的方法。

　　1. 啼哭　小儿不会言语,常用哭声表示饥饿或某种不适,健康儿哭声洪亮而长,伴有眼泪,无其他症状为小儿常态。体虚者,哭声微弱而短;饥饿者,哭声绵长无力,常伴有吮乳、吮指动作,得乳而止;痛者哭声,高尖而不畅,时作时止;惊吓者,哭声突然而起,伴有惊恐;夜啼者,夜间哭闹,见灯管尤甚。总之,小儿哭声响亮和顺为宜,尖锐细弱而无,声微难出,多病危重。

　　2. 声息　鼻塞声重为外感;口鼻气短,气怯声低为内伤;声静、声战为寒;声壮、声燥为热;声高为实,声低为虚,声粗为痰,声浊为湿或痰湿证;声如鸭鸣,喉中难出,为气将绝;声直无回转而急者,多属正气衰败,预后不良。

　　3. 呼吸　呼吸急促,为肺热上迫;呼吸微弱无力,均属虚证;呼多吸少,病多危重。

　　4. 咳嗽　咳声重而不爽,涕涎俱出,鼻塞不畅,多为外感风寒;咳声不畅,痰稠色黄,不易咳出,属肺热;久咳声哑为肺虚;干咳无痰为肺燥;气逆上冲,阵发性痉咳,伴鸡鸣声,以吸气时为著,多见于顿咳。

　　5. 闻气味　口中有热为肺胃积热;口中气冷,为脾冷阳虚;口嗳酸腐,味如败卵,为伤乳食;口气酸臭,频咳黄痰,多内生肿疡。

大便酸臭,是内伤乳食,肠内积热;小便浊臭,是膀胱湿热内蕴;清长不臭,多为虚寒。

痰液酸臭,为肺热肺痈;无臭清稀,为肺虚肺寒;痰清稀带血丝,需防肺痨或气管疾患。

第三节 问 诊

儿科问诊,主要是向亲属、保育员询问与患儿疾病有关的事项,以助诊断。

1. 问寒热 凡蜷缩就暖,喜投怀抱,多属恶寒;吮乳口热,多为发热;头身热而手足凉,多属风寒;头炽热而神志昏沉,时有惊惕,需防抽搐;潮热或阵发性热,手足心热,多数虚热;早减暮盛为一般发热;早退暮起为阴虚内热;热久不退,应细心观察。

2. 问汗 要询问有汗、无汗、量多少、盗汗还是自汗。若表证无汗,多属表实,有汗多为表虚,汗多而热不退者,为病邪入里。动辄汗出,病属阳虚自汗;睡时汗出,醒时汗收,多见于阴虚盗汗。湿热汗出,汗色多黄;阳虚气脱,则为额汗;汗出黏腻,则为脱汗;汗出如油,四肢厥冷,为垂危之象,称之为绝汗。但由于小儿腠理不固,肌肤娇嫩,故较成人容易汗出。若一般情况好,多属正常现象。

3. 问头身 哭闹不休,眉头紧皱,发热而喜伏卧者,多属头痛;发热而烦躁不宁,或四肢屈伸伴呻吟,多属肢体疼痛;头仰而颈项强直的为抽搐。

4. 问二便 大便干、难解,舌老苔黄燥为实热;便溏不止,色淡黄为虚热;便如桃酱是血热;便似胶漆是瘀热;腥臭如败卵者,为内伤乳积;酸臭如坏醋,为伤食积;便色白属脾虚或寒冷;便酱色为脾湿,主肠垢;便褐色者热甚;便色绿,为肝木克土。

小便浑浊黄臭多属热;清长无臭为寒;黄赤而浑浊不利,热臭味的,多属湿热;清长无味而频数或遗尿,多属气虚;发热而溺清长,是邪未传里,热病如见溺逐渐清长,病情趋愈。

5. 问饮食 患病而饮食好,为胃气未伤;不思饮食而大便干结或腹胀,多为胃肠积滞;能食腹胀者,多属胃强脾弱;腹胀而拒食或得食即吐者,为食滞;饮食异常,脐腹疼痛,面黄肌瘦多为虫积。

6. 问睡眠 睡中惊叫,多属惊吓;烦躁不宁,汗多,哭闹,多为后天营养失调;睡中蹬被,多属邪热内蕴;睡中上窜,为肺胃俱热;睡中打转,为燥热;睡中向下挪动,属虚证;嗜睡、昏睡、沉睡应注意查明原因,多属重症。

7. 问喂养 是母乳还是人工,或是混合喂养,以便给予指导。

8. 问接触史 在传染病流行季节,询问周围小儿发病情况和有无接触史。此外,对小儿以往健康情况,如出生情况、过去病史、家族史、预防接种史及发病经过、治疗、用药情况,均应详细询问。在诊断和治疗上均有一定的参考价值。

第四节 切 诊

一、切脉

小儿科又称"哑科",由小儿生理特点决定,诊脉不易,可谓"一指定三关",婴儿手小,只能用一指诊查三部脉,仅能看浮沉迟数滑涩洪细等脉象,而且年龄越小脉象越快,所以单从脉诊上难以判断。

二、触诊

1. 诊头部 小儿在 1.5 周岁以内囟门未闭合,按之平坦,为正常生理状态,若 1.5 岁以后,囟门仍不闭合,则属于先天不足或后天失调,阳气不充所致;囟门凹陷,常为津液亏损,阴伤欲竭;囟门隆起,为火热上冲,需查明原因。

2. 诊腹部 腹满拒按的属热、属实;腹软喜按的,属虚、属寒。神阙凉的属寒,主痛;脐周有包块为虫积;腹胀中空为气胀,胀硬青筋隐现,为脾虚疳积;按之有液体波动为积水;小腹胀痛拒按,小便不通多为膀胱病证。

3. 诊四肢 手背热与脊背热的为外感新症;手心热与小腹热

的,多属内伤;手心冷的,为腹中寒;手足心热的为阴虚火旺;指冷身热的,多是风寒初感;中指独冷的,应留意痘疹将发;中指独热多属伤寒;四肢厥冷的为阳气衰微或因热邪深伏。指趾粗而短或小指缺节,多为先天不足之证。

因为笔者是西学中,习惯于中西医结合,通过上述的望闻问切,大部分患者可以做出诊断,少数病尚需用望、扪、叩、听,如呼吸道的疾病常规查看咽部,必要时听心肺,腹痛的患者常规摩腹,除外急腹症,急腹症者有腹膜炎三联征,即腹肌紧张、压痛、反跳痛。若复杂患者尚需请西医会诊,必要时做西医辅助检查,才能明确诊断。

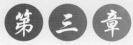

第三章
小儿推拿的基本知识

第一节　小儿生理、病理及生长发育特点

　　小儿时期处于不断生长发育过程中,在形体结构、脏腑功能、生理病理等方面都有其明显特点。其生理特点主要表现为脏腑娇嫩,形气未充;生机蓬勃,发育迅速。病理特点表现为发病容易,传变迅速;脏气轻灵,易趋康复。掌握这些特点对学习小儿推拿,更好地诊断和防治疾病,具有十分重要的意义。

　　小儿脏腑发育未成熟,其形体结构、脏腑百骸等物质基础和生理功能方面都是幼稚而未充实的。古人称"稚阴稚阳"之体,又称"稚阳未充,稚阴未长"。小儿出生如同嫩芽,从出生到成年一直处于不断生长发育过程中,从形体到脏腑功能,均不断向完善、成熟迅速发展。年龄愈小,生长的速度也愈快。古代医家将生机蓬勃、发育迅速的特点称为"纯阳"之体。所谓纯阳,一方面指小儿生机旺盛,发育迅速;另一方面指小儿时期的阴阳在生理状态下,阳相对旺盛,阴相对不足,对水谷精微、营养物质的需求更加迫切,需不断加以补充,以适应其生长发育的需求。

　　小儿由于"脏腑娇嫩,形气未充",对疾病的抗病能力差,加之寒冷不能自调,饮食不知自节,易受外邪侵袭或饮食所伤,易于发病;年龄越小,发病率越高,传染病亦多于成人。小儿病后变化迅速,若调治不当,易由轻转重,由重转危,故要掌握小儿疾病过程中的变化。小儿在生长发育过程中活力充沛,病因单纯,无情欲所伤及悲观忧郁影响,只要诊断正确,治疗及时,护理得当,则易于康复。小儿生长过程中要掌握有关生长发育的基本规律,熟记健康小儿的正常标准,对小儿预防保健具有重要意义。

1. 年龄分期 在整个生长发育过程中,小儿在形体和生理功能上表现出几次从量变到质变的飞跃。分期根据体格的发育、牙齿的转换及精神和智慧的发展,对其作出阶段的划分,便于更好地指导教育和预防疾病。近代主张划分为胎儿期、新生儿期、婴儿期、幼儿期、学龄前期、学龄期。

胎儿期:从受孕到分娩约 40 周称胎儿期;孕期 28 周到出生 7 天称围生期,此期应注意胎教、护胎、养胎。

新生儿期:从出生到 28 天为新生儿期,此期对新生儿喂养、保温、护理、隔离等方面应特别注意。

婴儿期:从出生后 28 天到 1 周岁称之为婴儿期,亦称乳儿期。此期发育快,营养需求高,但消化能力差、抗病能力低,故应注意合理喂养及户外活动,按时进行预防接种,增强抵抗力。

幼儿期:从 1 岁到 3 岁称为幼儿期。这时生理功能日趋完善,语言动作、思维发展迅速,由于户外活动增加,接触传染病的机会多,注意预防接种及早期教育。

学龄前期:从 3 岁到 7 岁,此期理解和模仿能力强,语言逐渐丰富,对周围好奇心大,好问为什么,应注意多解释。常因不知危险而发生意外,因此要注意防止中毒、跌仆等意外事故的发生。

儿童期:从 7 岁到 12 岁为儿童期,亦称学龄期,此期能适应学校及社会环境,因此家庭和学校均应重视儿童的德、智、体三方面的教育,并注意营养及劳逸结合。

青春期:从 12 岁以后开始到 19~20 岁结束,男孩子晚 2 年,此时应加强思想道德教育,使身心得到健康成长。

2. 生理发育指标 是根据健康小儿生长发育规律总结出的标准。

(1)体重:根据体重可测知小儿营养状态,体重在婴儿期增长迅速,同龄儿在正常情况下可允许有 10% 的个体差异(测定在清晨排尿后进行)。

新生儿体重平均 3kg,出生 3 个月内增长快,以后随年龄增长逐

渐减慢,各年龄段体重可按下列公式计算:

1~6个月的体重 =3kg+(月龄 ×600g)

7~12个月的体重 =3kg+(月龄 ×500g)

1岁可达 9~10kg;2岁可达 12kg;2岁以上可按此公式计算:体重 =10kg+ 年龄 ×2。

(2)身高:身高是骨骼发育的主要指标。身高异常,表示小儿可能患病,应引起重视。新生儿男女平均身长为 50cm,出生到 1岁增长 25cm,第二年平均增长 10cm,2岁以后到青春期身高可按下列公式计算:身高(cm)= 周岁数 ×5+(75~80cm)。

(3)头围:新生儿头围平均为 34cm,随着年龄增长,前半年增长 8cm,后半年增长 4cm。第二年内增长 2cm,1岁达 46cm,2岁为 48cm,以后增长逐渐减慢;5岁为 50cm,15岁时接近成人,达到 54~58cm,过小为脑发育不全所致的小脑畸形;过大可能为解颅或佝偻病。

囟门:后囟门在出生后 2~4个月闭合(部分出生即闭)。前囟呈菱形,应在出生后 12~18个月闭合,囟门早闭且头围明显小于正常儿为小脑畸形,囟门晚闭及头围大于正常者,见于解颅、佝偻病、甲状腺功能不足、呆小病或脑积水;囟门饱满可见各种原因致颅内压增高;囟门下陷多见于失水过多及极度消瘦和营养不良等。

(4)胸围:出生时为 32cm,胸围比头围小 1~2cm,1岁增长为 12cm。第二年增长约 3cm,1岁以内胸围小于头围。1岁到 1岁半,头、胸围大致相同。2岁胸围超过头围(佝偻病、营养不良小儿则胸围小于头围)。

(5)牙齿:出生 5~10个月开始出乳齿均属正常,但个别小儿出生时就有牙齿,这要看有没有牙根,没有牙根拔掉即可。如出牙过晚,多见于佝偻病或先天不足或后天失养,一般 20~30个月出齐 20颗乳齿;2岁以下乳牙总数等于月龄减 6。

第二节　小儿推拿学习方法与步骤

小儿推拿疗法既需要丰富的理论,又要有精细的技术操作,因此学习小儿推拿疗法一方面必须精通理论,以指导实践;另一方面必须熟练掌握操作技术,以取得满意的治疗效果。

1. 要学好基础理论知识　首先要学好中医基础理论,全面掌握生理、病理、诊断、预防治疗的基本法则。如中医的阴阳五行、四诊八纲、经络理论,及西医的神经分布和解剖等基础知识。如缺乏这些知识,在辨证施治上就难以做出正确判断和达到预期目的。

2. 熟记人体各部位的穴位、操作及功用、主治、适应证、禁忌证等　因推拿疗法是通过经络、穴位而起到疏通气血作用的,穴位不明必然影响效果。

3. 熟练掌握操作技术

(1)要练指力。

(2)根据病情掌握轻、重、缓、急的处理。

(3)熟记穴位采取的手法,特别要分清汗、吐、下、和、温、清、补、消八法的应用。

4. 临床运用手法必须注意因人、因地制宜,尤其注意患儿体质不同,取穴操作、手法轻重有别,不能教条。

5. 适应证和禁忌证　主要分清皮肤病、有出血伤口及内脏出血的患者,以及急腹症、急性病、危重患者禁推拿外,其余均可推拿治疗。

6. 注意事项

(1)医者态度要和蔼,体贴患儿,指甲要修剪、清洁,手温要适合。

(2)推拿时取患者左手为宜,如有特别情况可选右手。

(3)推拿时要用润滑剂,一是保护皮肤,二是增强疗效,保护皮肤,四季均可用滑石粉、麻油。

(4)室内保持安静,空气要流通,更重要的是防止交叉感染。

(5)推拿一般可每日 1 次,危重患者可每日 2~3 次,慢性病可隔日 1 次。

(6)外感和体质虚弱患者推拿后要注意避风,以免复感。

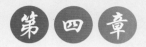

小儿推拿基本手法

第四章

第一节　手法操作基本要求

小儿推拿手法要达到持久、有力、均匀、柔和、深透的基本要求，且要根据小儿的生理特点做到轻快柔和，平稳着实；轻而不浮，重而不滞，快而不乱；柔中有刚，刚中有柔，刚柔相济，适达病所。手法是治疗的手段，对疗效有直接影响，因此，要达到手法的基本技术要求，做到手法娴熟，运用自如。小儿推拿常用手法很多，常用的手法有按、摩、掐、揉、推、运、搓、摇八法。临床一般推、运、摩、揉时间长而次数多；按、掐、摇操作时间短，次数少。最后操作重刺激手法，以免引起小儿哭闹影响治疗。

手法的操作应按照一定顺序进行：第一种是先上肢，次头面，再胸腹腰背，最后是下肢；第二种是先推主穴，再推配穴；第三种是先重点、后一般，或先一般、后重点。上肢部穴位，不分男女，习惯于推拿左手。

第二节　小儿推拿手法补泻

"虚者补之，实者泻之"是中医治疗的基本法则之一。"补"乃补正气之不足。凡能补助气血、津液等人体基本物质和增强人体生理活动的治疗方法，即谓之"补"，诸如补气、补血等。"泻"是泻其有余，凡能祛除邪气和抑制邪气亢盛的治疗方法，即为"泻"，如泻火清热、通下导滞等。古人在长期的医疗实践中，对推拿治疗的补泻，积累了丰富的经验，并经历代医者的反复验证、不断总结，提出了许多补泻方法，特别是在小儿推拿治疗时，十分强调补泻。小儿推拿的补泻

法,一般有以下几种:

1. 轻重补泻法　轻重是指医者在患者体表穴位上操作时用力的大小而言。轻手法治疗为补法,重手法治疗为泻法。在临床具体运用时,应根据患者的年龄大小、病证虚实、部位深浅、标本缓急等灵活使用。

2. 快慢补泻法　快慢是指医者运用手法在患儿体表穴位上操作的速度,即频率。一般而言,快手法治疗为泻法,慢手法治疗为补法。正如清代骆如龙《幼科推拿秘书》所曰:"急摩为泻,缓摩为补。"如推三关、揉外劳宫等,用快而有力的手法治疗,重在发散外邪,用于风寒表实证,为泻法;用慢而轻柔的手法治疗,重在温阳益气,用于虚证,为补法。

3. 方向补泻法　方向补泻,在小儿特定穴中常用,主要用于手部穴位与腹部穴位。

手部特定穴位补泻:一般而言,在手部穴位上做向心性方向直推为补;离心性方向直推为泻。如心经、肝经、肺经、脾经、大肠经、小肠经等穴,向指根(向心性)方向直推为补;向指尖(离心性)方向直推为泻,唯肾经相反。

腹部穴位补泻:在小儿腹部操作时,如摩腹、揉脐,向左摩、揉为补法,向右摩、揉为泻法。现代解剖学研究表明:从左下腹开始逆时针摩揉腹部,有健脾止泻作用,故为补法;从右下腹开始顺时针摩揉腹部,能通便消食助运化,故为泻法。

4. 次数补泻法　是指医者运用手法在穴位上操作次数的多少,这是衡量手法补泻的有效治疗量。适当的次数能使疾病很快痊愈,若次数少则起不到治疗作用;次数过多则无益,甚至有害。一般而言,次数多、时间长而轻柔的手法为补法;次数少、时间短而较重的手法为泻法。

以上补泻方法在临床运用时,应仔细辨证,并根据患者病证虚实,综合运用,以达扶正祛邪、补虚泻实之目的。夏禹铸《幼科铁镜》云:"推拿揉掐,性与药同,用推即是用药,不明何可乱推……病知表里虚实,推后重症能生,不谙推拿揉掐,乱用便添一死。"以上充分说明了推拿补泻治疗在临床上的重要性。

第三节 基本手法

　　田常英老师临床常用的手法有推、拿、揉、运、掐、按、摩、捏挤、捏脊、摇、捣等法。

一、推法

（一）直推法

　　1. 操作　以拇指桡侧或指面，或食、中二指指面在穴位或部位上，做直线单向推动的手法（图4-1、图4-2）。

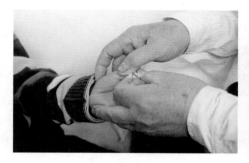
图4-1　拇指直推法

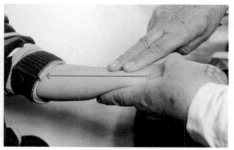
图4-2　食中指直推法

　　2. 补泻法　向心推为补，离心推为泻，来回推谓之清或称平补平泻。

　　3. 要领

　　（1）轻而不浮，重而不滞，快而不乱。

　　（2）行如直线，不得歪曲。

　　（3）肩肘要放松，指要伸直，以前臂及肘带动指的运动。

　　4. 功用　疏通经络气血，发散风寒，清热解毒，行气止痛。

　　5. 适用部位　手、臂、四肢及头面、胸腹部穴位，一般呈直线。

　　6. 临床应用　直推法是小儿推拿最常用的方法之一，为基本手法。故要牢牢掌握手法的操作、要领、作用、补泻方向。手法是临床取效的关键,直推法又是小儿推拿常用的手法。

（二）旋推法

1. 操作 以拇指指面在穴位上做顺或逆时针方向旋转推动,称之为旋推法(图4-3)。

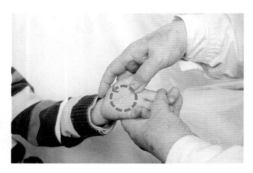

图4-3 拇指旋推法

2. 补泻法 顺时针为补,逆时针为泻,但有的反之。

3. 要领 着力面呈环形或圆形,着力点、速度均匀柔和。

4. 功用 调脏腑,和气血。

5. 适用部位 头、面、手、足。

（三）分推、合推法

1. 操作 以两手拇指指面或拇指桡侧面,或拇、食、中、无名指、小指末节面,从穴中心向两侧分推,称为分推法(图4-4-1);从穴两侧向中心方向合推,称合推法(图4-4-2)。

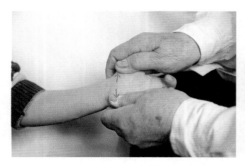

图4-4-1 分推法

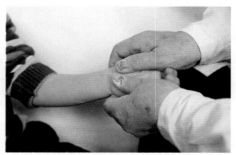

图4-4-2 合推法

2. 要领　动作要协调,力与速度要均匀,松紧相兼。

3. 功用　分推可调和阴阳、分利气血;合推能理气血。

4. 适用部位　头部、手部等。

二、拿法

1. 操作　捏而提起谓之拿。用拇与食、中、无名指同时相对用力,捏住某部位或穴位逐渐用力夹持提起,并持续地揉捏称为拿法(图4-5)。又分为二指拿、三指拿和四指拿。

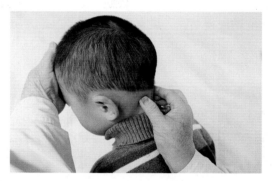

图 4-5　拿法

2. 要领　刚中有柔,柔中有刚,刚柔相济,轻重适宜。肩臂要放松,用指面着力,力要绵绵不断,由轻到重,由重到轻。

3. 功用　调和气血,开窍醒神,通络止痛。

4. 适用部位　四肢、颈项、肩及腹部。

5. 临床应用　拿法刺激性较强,具有疏通经络,发汗解表,镇静止痛,开窍醒神的作用。常用来治疗外感、头痛、颈项强直、肌肉酸痛等。如拿仆参、拿风池等。

三、揉法

1. 操作　用中指或拇、食指指端,或大小鱼际,或掌根吸定于某一穴位或治疗部位上做环转揉动的手法,称为揉法。以指端揉称为指揉法(图4-6、图4-7);以鱼际揉称为鱼际揉法;用掌根揉称为掌揉法。小儿多用指揉法,顺时针为补,逆时针为泻,左右旋转为平补平泻,又称清法。

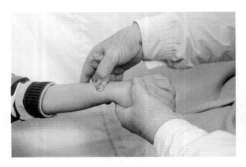
图 4-6 拇指揉法

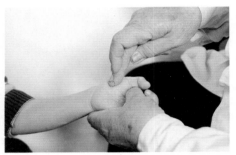
图 4-7 中指揉法

2. 要领 平稳着实,有节律性,力达深透(压力均匀,指勿离开皮肤,使该处的皮下组织随手的揉动而动,一般得气有吸住的感觉,也有人说似有鱼上钩的感觉)。

3. 功用 调和阴阳气血,通经活络,开脏腑之闭塞。

4. 适用部位 全身的穴位及部位均可用。

5. 临床应用 揉法是小儿推拿的常用手法,尤其是中指揉,要掌握动作要领,方能达到用之应手,手到病除的目的。本法能消胀止痛,祛风散热,又可调和气血、理气消积。指揉法用于点状穴。也可用二指揉、三指揉或两手同时揉。

四、运法

1. 操作 用拇指面桡侧,或食、中指并拢的指面,或手掌面,在穴位或部位上做由此及彼的弧形或环形周而复始的推运,称为运法(图 4-8、图 4-9)。顺时针方向运为补(提升作用),逆时针方向运为泻(降逆作用)。

2. 要领 施术指面、掌面紧贴皮肤,宜轻不宜重,宜缓不宜急。该法是用术者的指端在体表穴位上做旋转摩擦移动,不带动皮下组织,频率为 100~150 次 /min,力与速度要均匀。

3. 功用 畅通气血,宣通经络,舒畅气机。

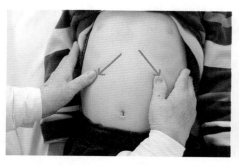
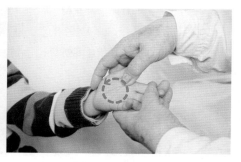

图 4-8　分运法　　　　　　　　　　　图 4-9　环运法

4. 适用部位　头、面、手及腹部,一般用于面状、线状或点状穴。

5. 临床应用

(1)本法能理气和血,舒筋活络。

(2)本穴操作较推法和摩法轻而缓。

五、掐法

1. 操作　用拇指指甲垂直掐在某一穴上或某处,使力由轻到重,速度要快,称之为掐法(图 4-10)。

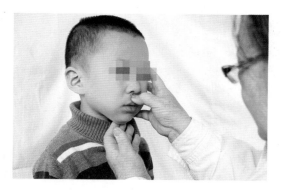

图 4-10　掐法

2. 要领　快而不浮,力求深透,勿掐破皮肤。

3. 功用　通关开窍,醒神定惊。

4. 适用部位　头、面、四肢及手足部。

5. 临床应用　掐法是强刺激手法,可以代针,常用于点状穴,急救用之,快而不浮,力求深透,急救时手法快、重,不用润滑剂。但要注意尽量不掐破皮肤,掐后可加揉以缓解不适感。

六、按法

1. 操作　以拇指指面或中指指端或掌根在选定的部位或穴位上,向下施加压力,一压一放,由轻到重,反复操作,称之为按法。用拇指按称指按法(图4-11),用掌根按称掌按法。

2. 要领

（1）指按法:手握空拳,其余四指自然屈曲或放松,拇指或中指伸直,指面着力,在穴位或部位上逐渐向下施加压力。

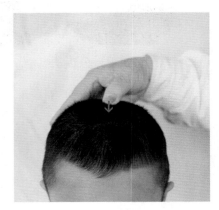

图 4-11　拇指按法

（2）掌按法:腕关节微背屈,蓄力于掌,掌心、掌根向下用力下压,力要缓慢渐进,不能粗暴,常与揉配合使用。

（3）按法操作时力度要轻重相兼,速度均匀。

3. 功用　温通经络,开通闭塞,祛寒止痛。

4. 适用部位　头、面、背及腹部。

5. 临床应用　指按法常用于点状穴位;掌按法常用于面状穴位,如背、腹部等。

七、摩法

1. 操作　用食、中、无名指、小指指面或掌面放在穴位或部位上,以腕关节略背伸,前臂发力带动前臂做顺、逆时针方向的环旋、抚摩动作,称为摩法。以掌着力称掌摩(图4-12),用指着力称指摩(图4-13)。

2. 要领　动作要协调,轻柔和缓,速度均匀,压力要适中,抚摩时不要带动皮下组织。动作频率为 80~120 次 /min。

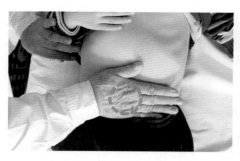

图 4-12 掌摩法

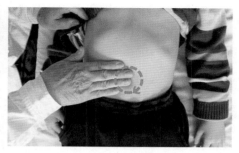

图 4-13 指摩法

3. 功用 理气和血,消肿退热,消积导滞,温中健脾。

4. 适用部位 常用于胸腹部等面状穴。

5. 临床应用 摩法常用于小儿腹部,如顺时针摩腹。

八、捏挤法

1. 操作 双手拇、食四指同时在选定的穴位或部位上,向中心方向快速用力,一挤一松,反复操作,致局部皮肤红紫或深紫为度,称捏挤法(图 4-14)。

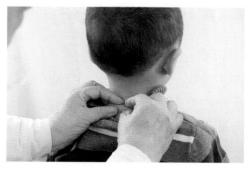

图 4-14 捏挤法

2. 要领 动作要协调,速度宜快,松紧适宜。

3. 功用 开瘀散结,舒筋活血。

4. 适用部位 头、颈、背、腹及四肢部。

5. 临床应用 本法具有散郁热之功效,临床可治疗中暑、痰食郁结之证。治疗乳蛾、恶心、呕吐可捏挤天突、大椎穴；寒性腹痛捏挤神阙；高热不退挤捏督脉及两侧膀胱经。本穴为重刺激手法，捏挤后揉之。此法民间广泛应用，对于急证、实热证等效果显著。

九、捏脊法

1. 操作　小儿俯卧，以双手拇指顶住脊柱中线督脉的皮肤上，食、中二指前按（图4-15），四指同时用力提捏皮肤，双手交替或同时捻搓向前；或食指中节屈曲，用桡侧顶住皮肤，拇指前按，其余四指同时协调用力提捏皮肤（图4-16）。双手交替，同时捻动皮肤向前。

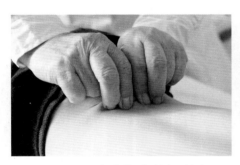 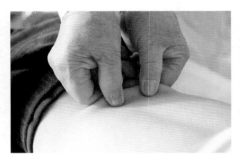

图4-15　食中指在前捏脊法　　　　图4-16　拇指在前捏脊法

2. 要领

（1）捏起的皮肤量要适中，行进速度要均匀，要轻快而着实。

（2）两手提捏捻动要顺着脊柱的正中线，不得歪曲。

（3）向上捏为补（从腰骶向上至大椎），反之向下为泻，一般用补法。如小儿湿热证用泻法，或用掌根或掌尺侧向下推脊为泻。

3. 功用　通经活络，开瘀散结，调和脏腑，平衡阴阳，行气活血，健脾和胃，补虚扶弱，安神镇静。对慢性病，如疳症、消化不良、营养不良、精神烦躁、虚证、睡眠欠佳等，效果较好。

4. 临床应用

（1）捏脊又称"翻皮法"。因在脊背部治疗疳积，故称"捏脊疗法"或"捏积疗法"。治疗小儿疳积、厌食、食欲不振、慢性腹泻等有特效。有捏 3 提 1 法,即从下向上捏 3 下提 1 下,在脊柱两侧相当于膀胱经背俞穴部位上提 1 下。另有捏 3 提 3 法,即捏 3 遍提 3 遍或者先捏 3 遍,后 3 遍随捏随在背俞穴上提,共 6 遍,为 1 次治疗。治疗宜在起床前或晚睡前进行(免除穿脱衣之烦琐),不宜在饭后进行,以免哭闹引起呕吐。

(2)此法为保健推拿的良法,凡虚证均可用。

十、摇法

1. 操作 一手握住关节近端,另一手握住关节远端,做幅度由小渐大的缓慢摇动,称摇法(图 4-17)。

2. 要领 摇动的方向,向矫正方摇。如足内翻,摇的方向应向外摇,幅度应控制在生理活动范围之内。

3. 功用 疏通经络、舒筋解痉、和气血、利关节、矫正畸形。

4. 适用部位 头、颈项、腕、踝、髋等关节。

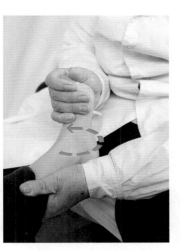

图 4-17 摇足法

5. 临床应用

(1)用于人体诸关节,常用于关节损伤、畸形等。

(2)摇动的方向,文献中有"寒证向里摇,热证向外摇"的记载。

十一、捣法

1. 操作 用中指端,或食、中指屈曲指间关节背侧着力,有节律地弹性叩击穴位(图 4-18)。

2. 要领 着力点要准,叩击速度、力度要均匀,要有弹性。

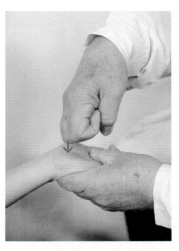

图 4-18 捣法

3. 功用　安神镇惊,缓痉镇静,矫正畸形。

4. 适用部位　四肢。

5. 临床应用　此法相当于指击法或点法,但力较轻。常用于小天心穴,如目上视向下捣,下视向上捣,右视左捣,左视右捣等。

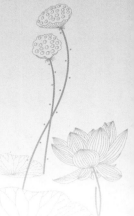

第五章
小儿推拿常用穴位

一、百会

【部位】头顶正中线与两耳尖连线交点处。

【操作】用指端按或揉之,称按或揉百会(图5-1)。

【次数】按3~5次,揉20~50次。

【功用】升阳举陷,镇惊安神。

【主治】脱肛、脾虚泻、慢性消化不良、遗尿、烦躁不安等。常与补脾、补肾、推上三关、揉丹田等合用。

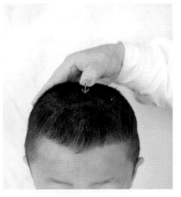

图5-1　按百会

二、天门

【部位】两眉中间。

【操作】用拇指按天门穴称按天门(图5-2);两拇指交替上推至天庭,称开天门(又称推攒竹)。

【次数】按3~7次,推30~50次。

【功用】发汗解表,祛风散寒,醒脑明目。

【主治】高热无汗或汗出不畅,头痛,

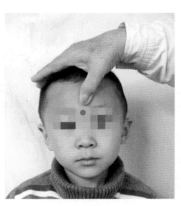

图5-2　按天门

精神萎靡不振,惊悸不安等。高热、手足凉,且无汗用按法,与拿风池配用效果显著。体虚汗多、佝偻病者慎用,或先用揉肾顶,继用本穴。

三、攒竹

【部位】眉头凹陷中。

【操作】用两拇指掐之,称掐攒竹(图5-3);或针刺之出血。

【次数】掐3~5次或点刺出血。

【功用】清脑,止头痛。

【主治】头痛、头晕。

四、鱼腰

【部位】在眶上眉毛的中点。

【操作】用双手拇指掐之,称掐鱼腰(图5-4)。

【次数】掐3~5次。

【功用】清脑,止头痛。

【主治】头痛、头晕。

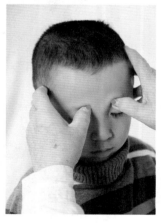

图5-3 掐攒竹

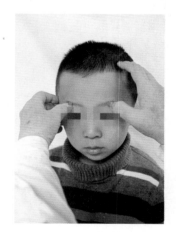

图5-4 掐鱼腰

五、丝竹空

【部位】在眼眶上,眉梢外端。

【操作】用双手拇指掐之,称掐丝竹空(图5-5)。

【次数】掐3~5次。

【功用】清脑,止头痛。

【主治】头痛。

六、坎宫

【部位】眉上0.5~1寸,直对瞳孔。

【操作】用两拇指从眉头向两侧分推,称推坎宫(图5-6)。

【次数】20~30次。

【功用】疏风解表,醒神开窍。

【主治】感冒、头痛、发热、烦躁、头晕目眩、无汗或汗出不畅。

【临床应用】开天门、推坎宫、运太阳、揉耳后高骨为治疗感冒的四大手法,小儿、成人均可应用,用于成人效果亦著。

七、太阳、太阴

【部位】眉后凹陷中。

【操作】用两拇指揉运之,称为揉运太阳、太阴(图5-7);向眼方向运或揉,为补法;向耳方向运或揉,为泻法。男左侧为太阳,女右侧为太阳。

【次数】推、运各30次,揉30~50次。

【功用】疏散风热、明目、醒神开窍、安神镇静。

【主治】同四大手法。治疗感冒,发热,有汗、无汗头痛,目赤痛等。

【临床应用】推揉太阳(太阴)能疏风

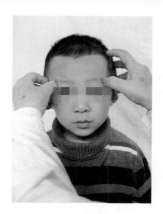

图5-5　掐丝竹空

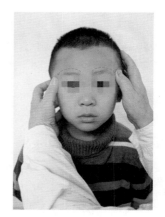

图5-6　推坎宫

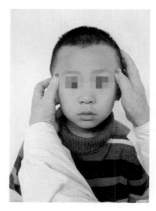

图5-7　揉太阳、太阴

解表、清热明目止头痛,主要用于外感发热。若外感表实,用泻法;外感表虚,内伤头痛,用补法。

八、山根

【部位】两目内眦连线中点,鼻梁低洼处。

【操作】用拇指指甲掐之,称掐山根(图5-8)。

【次数】掐3~5次。

【功用】开窍醒神。作望诊用,山根青为伤乳食。

【主治】治疗伤乳食、慢惊风、抽搐。

【临床应用】掐山根有醒神开窍、醒目定神作用,对惊风、昏迷、抽搐等症,多与掐人中、掐老龙、掐十宣等合用。本穴主要用

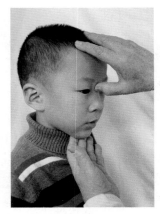

图5-8　掐山根

于望诊,如见山根青筋横截为伤乳食。在这一点上,临床中不但能正确诊断伤乳食,且连伤乳食的时间也能说对七八成。一般山根色浅为邪入内1~2天,色沉为3天以上;症状重些,治疗时间也稍长。

九、延年

【部位】在鼻梁骨最高点。

【操作】用拇指指甲掐之,称掐延年(图5-9)。

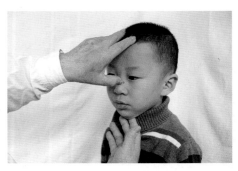

图5-9　掐延年

【次数】掐 2~3 次。

【功用】掐天庭至承浆,诸穴合用可通经活络,醒神开窍。也可用于望诊,确定是否有继续治疗的价值。

【主治】治疗惊风、慢惊风、抽搐。

【临床应用】如果患儿垂危,面色青黑,各部位色泽均差,唯有年寿、准头微黄色,表示此人有土气,即有脾气(脾为万物之母)、有生机,病可治。

十、人中(水沟)

【部位】鼻唇沟中上三分之一与下三分之二交界处。

【操作】用拇指指甲掐之,称掐人中(图 5-10)。

【次数】掐 3~5 次。

【功用】开窍醒神。

【主治】治疗惊风、癫痫、惊厥、抽搐、口噤不语等。多与掐十宣、掐老龙配用。

十一、承浆

【部位】在面部,当颏唇沟的正中凹陷处。

【操作】用拇指指甲掐之(图 5-11),或用拇指面揉之,称掐揉承浆。

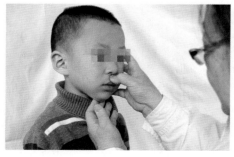

图 5-10　掐人中

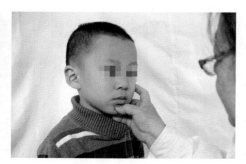

图 5-11　掐承浆

【次数】掐 3~5 次，揉 20~30 次。

【功用】安神镇惊、开窍醒神。望诊用，青主惊，黑主抽搐，黄主呕吐。

【主治】治疗惊风抽搐、牙疳、面肿、口眼歪斜、暴哑不语、中暑等症。

【临床应用】临床上有开窍醒神的作用，可治疗昏厥、惊风抽搐、面肿。配揉合谷、揉地仓、揉颊车可治口角歪斜、暴哑不语等。

十二、天庭至承浆

【部位】从天庭至承浆包括天庭、印堂、山根、延年、鼻准、人中、承浆。

【操作】从上往下每个穴位掐2~3次，称掐天庭至承浆。（图5-12）。

【功用】疏通经络、安神镇静、开窍醒神。

【临床应用】一般用在急、慢惊风，尤其是慢惊风，每天用1~2次，效果显著。

十三、耳后高骨

【部位】耳后高骨微下凹陷中。

【操作】用两手扶患儿头，其余四指揉（以中、食指为主）掐运之，称掐运耳后高骨（图5-13）。

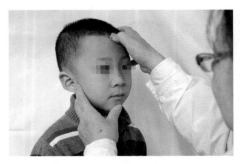

图 5-12　掐天庭至承浆

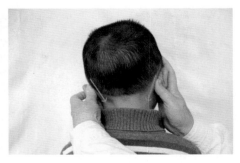

图 5-13　掐运耳后高骨

【次数】运 30~50 次，掐 3~5 次。

【功用】清热息风、镇惊安神。

【主治】头痛（尤其偏头痛），惊风抽搐，烦躁不安，感冒痰多。

【临床应用】治疗感冒，加揉大椎，止吐。

十四、风池

【部位】在项部，当枕骨之下，与风府相平，胸锁乳突肌与斜方肌上端之间的凹陷处。

【操作】左手扶儿头前额，右手拇、食两指按揉之，称按揉风池；或二指对拿之，称拿风池（图 5-14）。

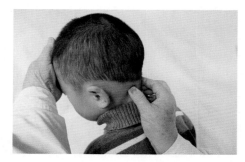

图 5-14　拿风池

【次数】按揉 20~30 次，拿 1~3 次。

【功用】发汗解表，祛风明目，止头痛。

【主治】治疗感冒无汗、头痛、发热、目眩、颈项强痛。

【临床应用】拿风池常用于全身无汗的实热证。左手扶儿前额，右手先在穴上按揉几次，继快速顶拿 1~2 次，汗即出；个别出汗不多再配揉小天心、揉乙窝风，揉到手稍似有微汗出即停。如前头痛可加掐攒竹、掐鱼腰、掐丝竹空，揉太阳；后头及项强痛，大把抓拿两大筋而拿放 2~3 次，一般指风寒头痛，见汗即收。

十五、天柱骨

【部位】项后入发际 1 寸处（即风府至大椎成一直线）；或从后发际到大椎成一直线。

【操作】医者左手扶儿前额，右手拇指或食中二指并拢，用指面从风府向下推至大椎，称推天柱骨（图 5-15），又称推天

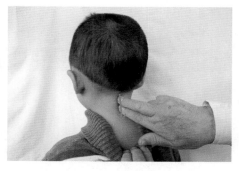

图 5-15　推天柱骨

柱;或用刮痧板刮痧之,称刮天柱。

【次数】100~800 次,独穴用推 8 分钟,刮至皮下以出痧为度。

【功用】降逆止呕,清热止痛。

【主治】头痛、项强痛、发热呕吐。

【临床应用】推天柱骨具有祛风散寒、降逆止呕之功效,一般常与清板门、逆运内八卦配用。但独穴用效果也显著,一般需推 8 分钟以上。发热、颈项强痛常与拿风池,大把抓拿,提颈项大筋合用。中暑者,用刮痧板蘸清水或肥皂水刮痧,或双手食中二指屈曲提扯,使局部皮下组织呈红紫或黑紫为度。

十六、桥弓

【部位】在颈两侧,沿胸锁乳突肌成一条线。

【操作】用拇指或食、中、无名指揉之,称揉桥弓;用拇指直推之,称推桥弓(图 5-16);用拇、食两指提拿之,称拿桥弓;用食、中、无名三指摩之,称摩桥弓。

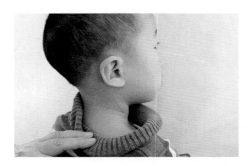

图 5-16 推桥弓

【次数】揉 200~300 次、提 5~10 次、摩 100~200 次。

【功用】舒筋活血、通经活络、软坚散结。

【主治】治疗斜颈、项强及成人高血压。

【临床应用】常用揉、按、捏、拿、摩、拉、转等手法治疗斜颈。

第二节 上肢部穴位

一、脾土(脾经)

【部位】拇指末节桡侧缘,或螺纹面。

【操作】将小儿拇指屈曲,向心推为补脾土;拇指伸直,来回推为平补平泻,又称清补脾土(图5-17);直指从指根推向指尖称为泻脾土。

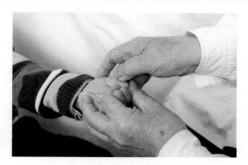

图5-17　推脾土

【时间】推2~10分钟。

【功用】脾为后天之本,补之可补虚扶弱,补血生肌,健脾胃、进饮食、化痰涎、助消化、止泻痢等;清补可清利湿热,消食化积,除痹痛,省人事;泻脾经可泻脾热,泻火,除烦止咳喘。

【主治】治疗体虚、面黄肌瘦、精神萎靡、食欲不振、呕吐、泄泻、伤乳食、便秘、黄疸、湿痰咳喘,肌软无力,及斑、疹、痧隐而不透者。

【临床应用】

1. 补法　能补脾和气血,多用于脾胃虚弱而引起的气血不足,面黄肌瘦,食欲不振,消化不良等。可配推上三关、逆运内八卦、清四横纹(来回推四横纹)、清大肠、捏脊等。

2. 清脾经　昏迷不醒用之,能清利湿热,化痰涎,凡湿热熏蒸,皮肤发黄,身热不畅等以清脾土为主,多与揉小天心、逆运内八卦、清天河水、清肺、清小肠配用。

3. 清补脾经　和胃消食,进饮食。伤乳食,脾胃不和引起的胃脘积滞、嗳气吞酸、呕吐、腹泻、腹胀等症,以清补脾经为主,与清板门、逆运内八卦、清四横纹(来回推四横纹)、分腹阴阳、点中脘、点天枢等配用。脾土临床以补为主,其次为清补法,泻法很少用,体强,实热、壮热者可用之,且不可多用。

补脾用在助疹痘透发时,手法宜快速有力,取补中有泻之意。

4. 培土生金　可补益肺气,以补脾经为主,配揉小天心、揉小横纹、逆运内八卦。

【临床配穴】

1. 补脾配推上三关、揉小天心可助气和血,通经活络,促进疹痘的透发,调治面色变黄红。

2. 补脾、推上三关、拿列缺可引热下行,改变下肢皮温及肌肉萎缩。

3. 补脾、推上三关、补肾可增强下肢肌肉发育及坚固骨骼。

4. 补脾、揉乙窝风可健脾、温中和胃,进饮食,除湿痰、湿泻、痹痛、腹痛(乙窝风中指揉)。

5. 补脾、补大肠可治疗一切泄泻(止泻)。

6. 补脾、补肾、逆运内八卦可助肾阳,治疗肾虚泻效果显著。如加揉外劳宫可改变大便色绿、黏,完谷不化等。

7. 补脾配揉小天心、揉小横纹、逆运内八卦治疗肺气虚,咳喘等症。

8. 清或泻脾、揉小天心可清热利湿、化痰,治疗湿热熏蒸、皮肤发黄、身热不畅、恶心热吐、热泻、下痢等。

9. 清脾、清天河水可利尿。

10. 清补脾、清板门、逆运内八卦、清四横纹(来回推四横纹,即运脾法)可清热利湿、消积、消胀、进饮食、消腹满,治大便不利。

二、肝木(肝经)

【部位】食指末节掌面。

【操作】医者用左手固定小儿食指,使掌面向上,右手食中指面或拇指面自儿食指末节横纹推向指尖,称平肝木(图5-18)。本穴只用泻法,不用补法,如肝虚应补时,则以补肾穴代之。肾为肝之母,补肾即为补肝。如肝实者

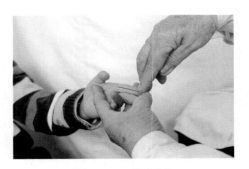

图 5-18 平肝木

或不用本穴,可泻心火或清天河水代之,肝为心之母,实者泻其子。

【时间】推1~2分钟。

【功用】开郁除烦,平肝泻火。

【主治】治疗惊风、目赤、烦躁不安、五心烦热、口苦咽干、头晕头痛、耳鸣等。

【临床应用】平肝配清肺为平肝降逆,治疗咳喘。平肝、揉小天

心有镇静、镇惊作用,治疗惊风、烦躁不安、夜卧不宁,以及泻肝胆之火,治疗口苦咽干,五心烦热等。

三、心经

【部位】在中指末节掌面。

【操作】由中指掌面末节横纹起推向指尖,称清心经;反之由指尖推向末节横纹或螺纹面旋推为补心经(图5-19)。

【时间】1~3分钟。

【功用】清热退心火,补益心血,养心安神。

【主治】治疗五心烦热、口舌生疮、小便短赤、惊惕不安、心血不足、汗出无神、目眦红赤等。

【临床应用】

1. 清法能清热泻火,用于心火旺引起的高热、神昏、口舌生疮,小便短赤等,以清心为主,多与退六腑、清天河水、水底捞明月、清小肠合用。清心经临床多以清小肠、清天河代之。

2. 用于气血虚,心烦不安,睡卧露睛等症,以清心经为主,多与补脾、揉二马合用;本穴多用清法,不用补法,须补可在清后加补,补多恐动心火。有学者认为,不能用补,甚至清都不用,直接用清天河水或清小肠代之。

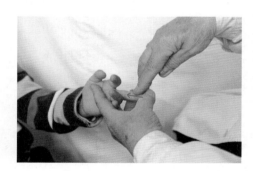

图5-19　推心经

四、肺金(肺经)

【部位】在无名指掌面。

【操作】自无名指掌面指根推向指尖称清肺经(图5-20);从指尖推向指根称补肺经。

【时间】1~5分钟。

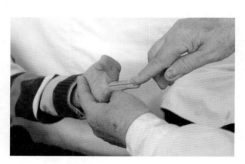

图5-20　清肺经

【功用】补益肺气、清泻肺热、止咳化痰、利咽通便。

【主治】治疗感冒咳嗽、气喘痰鸣、自汗盗汗、脱肛、遗尿、便结。

【临床应用】

1. 清法　清肺泻热，化痰止咳。肺热痰喘，痰鸣便结等以清肺为主，配补脾、推上三关、清天河水、退六腑、逆运内八卦、揉膻中、按弦走搓摩等。虚寒证、脾虚泻慎用。

2. 补法　补益肺气。肺气虚损，咳嗽气喘，自汗盗汗，畏寒等症以补肺为主，与补脾、推上三关、揉外劳宫、补肾、揉二马等合用。

临床肺经多用清法或平补平泻，因肺主气，为空脏，一般不用补，以防咳喘。但确属虚证、重证可补（少用几次），或改为培土生金法较佳。

【临床配穴】

1. 止咳化痰平喘，清肺配揉小天心、揉小横纹、清四横纹（来回推四横纹）、逆运内八卦、补脾。

2. 治上感发热，通鼻窍。鼻塞及口鼻干燥等可配黄蜂入洞。

3. 行气通滞、润燥通便。治疗里急后重，高血压及头痛、头晕，可用清肺、退六腑加揉膊阳池等。

注：平肝清肺临床用清法时，可二穴一起用。

五、肾水（肾经）

【部位】在小指掌面，从指尖到指根。

【操作】从指尖推向指根，向心推为补肾水（图 5-21）。

【时间】推 2~10 分钟。阴虚、脑发育不全，可独穴用 20 分钟。

【功用】补肾益脑、益气助神、纳气定喘、温固下元、止虚火、清热利尿、强筋壮骨。

【主治】治疗先天不足，久病体虚，肾虚久泻，遗尿，尿频、五更泄、惊风、癫痫、婴儿瘫后遗症，骨

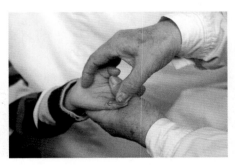

图 5-21　补肾水

软无力、五迟五软等症。

【临床应用】

1. 用补法,能滋肾壮阳,强筋壮骨。用于先后天不足,久病体虚、肾虚久泻、纳气定喘,止虚火,多与揉二马、清板门、揉小天心配用;如清利湿热,治疗小便短赤、水泻,与揉小天心、清小肠、清天河水、清补脾合用。

2. 肾为肝之母,有滋阴养肝作用。临床有肝病,补肝用补肾代之,见面青先补肾,已成为本派的取穴规律,确有疗效。

3. 肾水不宜清,需清用清小肠、清天河水代之(《厘正按摩要术》《推拿三字经》《实用小儿推拿》认为肾有命门之火,不能清泻)。

4. 临床脑发育不全、骨软无力、佝偻病患儿可久推有效。

【临床配穴】

1. 补肾配清板门有滋阴清热作用。常用于感冒邪已入里(3天以上),先滋阴清热,尤其朝轻暮重或阴虚内热、手足心热的效果显著。

2. 补肾、揉二马有滋阴潜阳之功(临床补肾相当于六味地黄丸,二马相当于八味地黄丸,二者合用加强补肾作用),又能生津止渴。用于持续高热不退,小便短赤,皮肤干瘪,唇燥裂、喜饮等。

3. 补肾、拿列缺、揉膊阳池有滋阴降逆之功,可降压止抽搐,止头痛、头晕。

4. 补肾、清天河水有助于滋补肾阴、泻心火、清热、除烦躁不安、止惊抽,可治疗夜卧不宁、口舌生疮,小便短赤、水泻等。

5. 补肾、清小肠、清天河水可清热利尿、消口疮。治口舌生疮、小便短赤、水泻等。

6. 补肾、补脾可助脾阳,治疗脾肾阳虚证,见形体消瘦、少食懒言、四肢不温、舌淡苔白、脉无力等。

六、小天心(鱼际交)

【部位】在掌根大小鱼际交接之凹陷中。

【操作】掐、揉、捣。

1. 掐揉 用拇指指甲掐揉之,掐揉小天心;单用揉法揉之(多用揉法),称揉小天心(图 5-22)。

2. 捣法 食指或中指屈曲,用指尖或指间关节捣之,称捣小天心,多用指间关节捣。

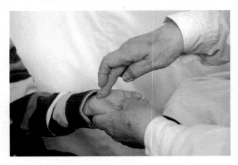

图 5-22 揉小天心

【时间】揉 1~10 分钟,捣 20~50 次,掐 3~5 次。

【功用】通窍散瘀,畅通经络,安神镇惊,清热明目,利尿,矫正筋脉的拘急或偏胜。

【主治】治疗感冒、发热、神昏、烦躁不安、惊风抽搐、失眠、一切眼疾、小便短赤或不利、疮疖、痘疹欲出不透、解颅、矫正斜视、夜游症等。

【临床应用】该穴为小儿推拿常用穴之一(在本派系用穴频次中排第三位),且治疗范围、作用广,并可作为独穴用。

独穴用 10~15 分钟可以入睡。本穴性寒,为清心安神要穴,用于心经热,可清热利尿,与天河水、清小肠合用;用于惊风、镇静、夜寐不安,与分阴阳、清天河水、补肾、揉二马合用。若惊风出现视力不正,或本有视力不正宜用捣法,向矫正方向捣。外感与解表清热术组常配用该穴。

【临床配穴】

1. 揉小天心配分阴阳、补肾、大清天河水可镇静定惊,治疗烦躁不安、惊风抽搐,夜眠不宁,惊哭惊叫,夜游症等效果显著。

2. 揉小天心、揉乙窝风可透表发汗,治疗感冒、小儿硬皮症等。

3. 揉小天心、揉二马、大清天河水可清热泻火,引火归原,醒神行气,散结,利尿,治疗尿频、尿急、尿痛等。

4. 揉小天心、补脾、推上三关可助气和血,治疗疹痘不出,或欲出不透或随出随落,四肢怕冷,面色不正。

5. 揉小天心、揉肾顶可镇静收敛,固表止汗,治疗自汗、盗汗,对解颅有一定疗效。

6. 揉小天心、退六腑对恶疮、毒疖初起,推1~3次可消落。如疮疖出头已化脓,待溃破,加补脾、推上三关可加速溃破。

7. 揉小天心加补肾、补脾,治疗下肢痿软无力及下肢畸形等。

8. 小天心用捣法可治视物不正或面瘫,向矫正方向捣之。

七、分阴阳

【部位】在掌根小天心的两侧大小鱼际上,拇指侧(大鱼际)为阳池,小指侧(小鱼际)为阴池。

【操作】令小儿掌心向上,医用双手握小儿大小鱼际,从小天心向两侧分推,称分阴阳(图5-23)。一般阴阳证不是很明显可平分;如阳证、实证即分阴池重,反之阳池重,以调之。

【时间】1~2分钟。

【功用】调和气血,平衡阴阳,调整脏腑。

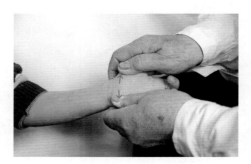

图5-23　分阴阳

【主治】寒热往来、腹泻、呕吐、食积不化、身热不退、烦躁不安、惊风抽搐、痰涎壅盛、痢疾等。

【临床应用】分阴阳能平衡阴阳,调和气血,消积化滞,用于阴阳不调,气血不和所致寒热往来,烦躁不安,腹胀、泄泻、赤白痢等。阳证分阴重,阴证分阳重,至于是否首选要决定于病情,如赤白痢即大便内红多白少,为阳证,应首选分阴阳且要阴重;反之,白多红少为阴证,应调阳,即阳重,方能达到阴阳平衡。如阴阳症状不是太明显,平分即可。

八、合阴阳

【部位】同分阴阳。

【操作】用两手拇指从阳池、阴池两侧向小天心方向合推,称为合阴阳(图5-24)。

【时间】1~3 分钟。

【功用】理气血，行痰散结。

【主治】痰涎壅盛、痰结咳喘。

【临床应用】合阴阳主要功能是行痰散结，多用于痰涎壅盛，胸闷气喘等。

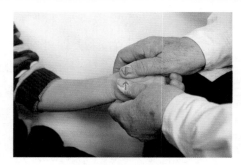

图 5-24　合阴阳

【临床配穴】合阴阳配补肾（或掐小指正面第一节横纹）、清天河水、清肺、清补脾经、揉小横纹、逆运内八卦、清四横纹（来回推四横纹）、掐揉丰隆治疗痰涎壅盛、痰结咳喘。

九、板门

【部位】在拇指下，手掌桡侧赤白肉际处。

【操作】医者左手拿小儿左手，使大鱼际暴露，用右手拇指桡侧缘由拇指根横纹推至掌横纹处，称板门推向横纹，有止吐作用；由掌根横纹处，推至拇指根横纹处，称横纹推向板门，有催吐、止泻作用；临床多用清法，以拇指从指根横纹到掌根横纹来回推（图 5-25），称清板门；用大拇指在板门穴上做揉法，称揉板门，其作用主要是健脾和胃，除胀满，通上下之气，用于乳食停积，食欲不振，嗳气腹胀等。

【时间】2~15 分钟。

【功用】清热凉膈，止血除烦，又能升清降浊，健脾和胃，消食化积。

【主治】清胃热、除口臭，止呕吐、泄泻，退热除烦，治疗疹痘潮热不退、鼻衄、鼻腔炎等。

【临床应用】主要作用是清热凉血、凉膈热（大小热、虚实热）。清胃热、除口臭、止吐止泻，多与消化系统穴配用；疹痘不出、疹出不顺，与补脾、推上三关配

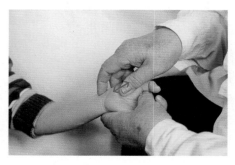

图 5-25　清板门

用;鼻衄、鼻腔炎,与掐合谷、掐少商、捏挤大椎等合用;齿龈红肿,与退六腑等配用;地图舌,光面舌,总之有苔、无苔(反映有无胃气),与逆运内八卦、清四横纹(来回推四横纹)等配用;阴亏,多与补肾、揉二马、分阴阳等配用。本穴临床上绝大多数用清法。

十、内劳宫

【部位】在掌心中央。

【操作】以拇指端揉之,称为揉内劳宫(图5-26);以中指端点之,微用力后迅速拂起,称点内劳宫;在内劳宫处滴1~2滴水,医者用拇指面运之称运内劳宫;将水(1~2滴)滴入内劳宫,用口吹向曲泽,用食中二指由内劳宫推向曲泽,称引水上天河。

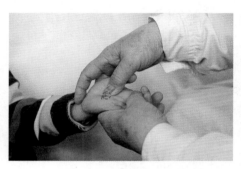

图5-26 揉内劳宫

【次数】点 5~10 次,运 50~100 次。

【功用】泻心火、除烦躁、息风凉血。

【主治】一切实热证皆可用之。如高热、口渴、惊抽、口疮、小便短赤等。

十一、内八卦

【部位】八卦是环绕掌心周围八个穴位的总称。取法:以内劳宫作圆心,从内劳宫到中指根横纹距离的三分之二为半径作圆,八卦就在此圆上。中指根下为"离",北为"坎",东为"震",西为"兑",西北为"乾",东北为"艮",东南为"巽",西南为"坤"称为八方,又称八宫。

【操作】

1. 医以左手托小儿左手,掌心向上,用右手拇指外侧缘推运,运法中有顺逆之分。顺时针方向为顺运,由乾宫起经坎、艮、震、巽、离、坤、兑为止,有提升作用,为补法,能促儿呕吐;逆时针方向为逆运,由兑宫起经坤、离、巽、震、艮、坎、乾止,逆运使气下降,作用为泻法,以治恶心、呕吐等症(图5-27)。运到离宫时要轻浮而过或左拇指盖住离宫,因离宫属心,恐动心火。

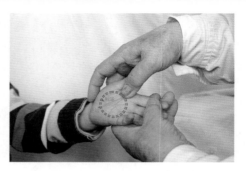

图5-27 顺(逆)运内八卦

2. 食中二指并拢,用指面或用拇指面推运。

【时间】1~4分钟。

【功用】开胸利膈、理气化痰、行滞消食、降逆平喘、止咳化痰、止吐止泻、平衡阴阳、清热发汗。

【主治】咳嗽、气喘、胸闷、呕吐、泄泻、腹胀、食欲不振、恶寒、发热、惊悸不安等。

【临床应用】

1. 顺运内八卦,性平和,使气上逆能促使呕吐。患儿误食不洁的饮食或有毒物须催吐的,新生儿吞咽羊水、秽物或多乳,与揉小天心、清板门、清四横纹(来回推四横纹)、勾天突合用;中气下陷脱肛,顺运以敛中气,与补脾、补肾、揉外劳宫、推大肠、按揉百会、揉龟尾、点刺神阙等合用。

2. 逆运内八卦能降逆平喘,止咳化痰,理气利膈,多与清肺、清补脾、揉小横纹、清四横纹(来回推四横纹)、合阴阳、揉丰隆、分推膻中、按弦走搓摩等合用;消化系统疾患、食欲下降、呕吐、泄泻、腹痛、腹胀,多与清补脾、清板门、清四横纹(来回推四横纹)、掐揉足三里、分腹阴阳、点中脘、点天枢、摩腹、点背俞穴配用效显。

十二、小横纹(掌小横纹)

【部位】在小指根横纹下,掌横纹上稍高起部。

【操作】医者左手掌扶托小儿左手背,掌心向上,指微背伸,右手中指或拇指揉之,称揉小横纹(图5-28)。

【时间】1~2分钟。

【功用】清热散结,宣肺止咳化痰,疏肝郁。

【主治】治疗咳嗽、顿咳、喘息、肺炎、痰壅喘咳、口腔炎、鹅口疮等。

【临床应用】小横纹能宣肃肺气(消肺部的炎症),即能退热散结,故临床治疗气管、肺部炎

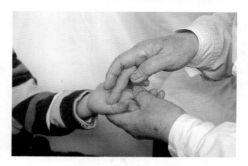

图 5-28　揉小横纹

症,常与清四横纹(来回推四横纹)、逆运内八卦等配用;善清心、肺之郁热,治肺、气管炎症引起的喘咳、发热等症;尤其能消湿啰音,常与揉小天心、清补脾、清肺、逆运内八卦、清四横纹(来回推四横纹)等配用。口舌生疮与揉小天心、揉总筋、清四横纹(来回推四横纹)、大清天河水配用。揉小横纹还有疏肝郁作用,可缓解肝区疼痛。

十三、四横纹

【部位】在掌面第二指至第五指根部横纹处,即指与掌的交界处。

【操作】医用左手拿小儿左手,掌心向上,用右拇指桡侧逐个上下(来回)推之或掐之,称推四横纹或清四横纹(来回推四横纹)(图 5-29),次数为 50 次的倍数,根据患儿大小轻重用,每个最多不超 800 次(独穴用)。

【次数】推,每个穴为 50 的倍数;掐,每个穴 3~5 次。

【功用】调中行气、消积消胀、消脏腑热、散瘀结,通调上下之气。

【主治】腹胀、腹满、消化不良、气血不和、疳积、气喘、口唇破裂、口舌生疮等。

【临床应用】四横纹掐能退热除烦,散郁结,推之能调中行

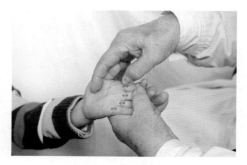

图 5-29　清四横纹

气、消胀、和气血。用于痰盛,可与逆运内八卦、清补脾、合阴阳合用；如消化不良、伤乳食、腹胀,可与逆运内八卦、清补脾、清板门、分腹阴阳、点中脘、点天枢、摩腹合用；若各型腹胀满,独穴用,可每个横纹推800次；如见营养不良、疳积者,可用采血针或三棱针挑四缝,每周1次,重者2次,症状好转逐渐减少次数而停止,能配合捏脊效果更佳。

❧ 附:刺挑四缝法 ❧

四缝为经外奇穴,在两手食、中、无名、小指掌面,第一指间关节横纹中央处。拿法同四横纹,局部消毒后,用右手持采血针对准穴位,自食指向小指逐个浅刺即出,即快刺快出。针尖退出后,一般可见黄白黏液从针孔溢出,未见溢出者,可在四缝穴上下轻轻挤压,然后用消毒干棉棒擦出黏液即可。每周刺1~2次,重症患者可隔日1次,病情好转后每周1次或两周1次,最多不超过10次。

注意事项:注意刺时避开小静脉,以防出血；24小时内避免手接触污物,防止感染；治疗期间患儿不宜食太甜、太咸食物,以免影响疗效。

现代研究:营养不良患儿挑四缝后发现,胃液分泌有明显改善。如针前胃蛋白酶都是降低状态,刺后全部升高。在胃酸方面,刺前水平较高者,针后下降；较低者,针后均升高,这说明针刺对胃液的分泌具有较明显的调解作用。这也是针刺能促进消化吸收的机制所在。对营养不良合并佝偻病刺四缝,发现血清钙、磷均有上升,碱性磷酸酶活性降低,说明刺四缝能促进小儿钙、磷的吸收,从而促进患儿骨骼的生长发育。本疗法主要用于小儿疳积、厌食、咳嗽、百日咳、咳喘等。5岁以下小儿,特别是对婴幼儿,效果更佳。

十四、肾顶

【部位】在小指末端处。

【操作】左手虎口夹住小儿小指端,右手中指或食指端揉之,称揉肾顶(图5-30)。

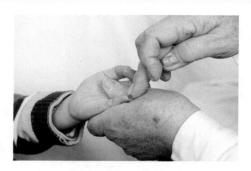

图 5-30　揉肾顶

【时间】2~10 分钟。

【功用】收敛元气,固表止汗。

【主治】自汗、盗汗、解颅、水疝。

【临床应用】本穴为止汗要穴。

【临床配穴】

1. 揉肾顶配揉小天心、补脾、推上三关治(阳虚)汗症及水疝。

2. 揉肾顶配揉小天心、补肾、揉二马治(阴虚)自汗及解颅。

十五、肾纹

【部位】在小指掌面第二指间关节横纹处。

【操作】医者用左手虎口夹住患儿小指使掌面向上,右手中指或食指揉之,称揉肾纹(图 5-31)。

【时间】2~3 分钟。

【功用】散瘀结,善能引内热外散。

【主治】治疗目赤、鹅口疮、内热外寒、身热手足凉。

【临床应用】本穴可散瘀,善引内热、余热外散,主要用于目赤肿痛,余热未尽所致的身热手足凉,常与揉小天心、分阴阳、补脾、推上三关、退六腑、水底捞

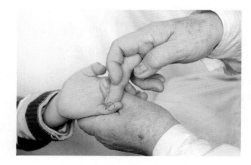

图 5-31　揉肾纹

明月等合用。

十六、大肠

【部位】在食指桡侧缘，自指尖到指根。有书籍记载为指尖到虎口一线。

【操作】

1. 医将小儿食指固定于医左虎口处（使外侧缘向上），以右拇指桡侧缘推之，称推大肠。

2. 医用大指与余四指握儿小指侧使食指侧暴露，右拇指推之，向指尖方向推，称泻大肠；向指根方向推，称补大肠；来回推为平补平泻，称清大肠（图5-32）。

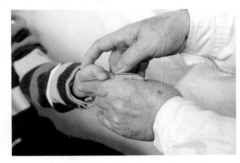

图 5-32　清大肠

3. 由虎口推至指端，可泻肝胆之热。

【时间】一般 2~3 分钟。

【功用】调理肠道功能。补之则气上升而固肠涩便；泻之使气下降，则清理肠腑之湿热；清法可和气血，消食导滞。

【主治】治疗口糜、赤白痢、泄泻、脱肛、翻肛、肛门红肿、便秘。

【临床应用】大肠有调理肠道之功能，临床上水泻或泄泻重者，应先利尿为主，待尿多症状好转后，再改为清补，水泻应与揉小天心、清小肠、清天河水、清补脾配用，症状缓解后改为固肠涩便，配合补脾、揉外劳宫，清补大肠逐渐改为补大肠为主。

痢疾、发热、里急后重、邪毒壅盛时应用泻法，与分阴阳（阴重）、泻大肠配用；红痢配补肾、清天河水；白痢配推上三关。待症状缓解改为清补大肠，逐渐改至补大肠，继用以扶正。

大肠可独穴用，但一定要对症，如虚寒泻或痢疾后期（恢复期）可独穴用，但热泻应慎重。

临床上大肠的三种不同操作法如下：

1. 补法　使气上升可固肠涩便。用于虚寒泻、脱肛等，常与补脾、推上三关、补肾、分阴阳、揉外劳宫等合用;寒性肠炎、白痢,常配合分阴阳(阳重)、推上三关等。

2. 泻法　使气下降,用于清热利湿导滞,退肝胆之火。用于湿热滞留肠腑,身热、腹痛、赤白痢。赤痢第一天,可清泻大肠、清天河水、分阴阳(阴重)、补肾、清补脾、清肺、退六腑、水底捞明月等;第二天将邪毒排出,症状轻后改为清或清补,过几天症状改善后,改为补大肠继扶正。

3. 清补大肠或补大肠　泻痢将愈,但机体虚实相兼,多与逆运内八卦、清四横纹(来回推四横纹)、清板门、清补脾合用。

【临床配穴】

1. 补大肠配补脾、清板门、逆运内八卦、清四横纹(来回推四横纹)、揉外劳宫治脾虚泻。

2. 清补大肠配揉小天心、清补脾、逆运内八卦、清四横纹(来回推四横纹)、清小肠、清天河水治水泻。

3. 泻大肠配清肺、退六腑、分阴阳(阴重)、清补脾、逆运内八卦、清四横纹(来回推四横纹)、清天河水治疗高热、泄泻、便秘、赤痢。

十七、小肠

【部位】在小指尺侧,由指尖到指根。

【操作】

1. 令儿指尖向上,医用左拇指和食、中、无名指捏住儿小指,右拇指由指根推向指尖,称清小肠(图5-33)。

2. 令儿拇指在上,小指在下立掌,医者左拇指及余四指捏拿住小指,使小指外侧暴露,右拇指或余四指指面推之,称清小肠。

【时间】1~5分钟。

【功用】泌别清浊,利尿。

【主治】治疗水泻、小便少

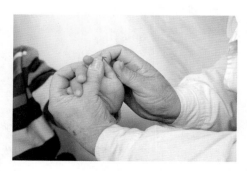

图 5-33　清小肠

及小便不利等。

【临床应用】临床常用治疗小便短少或赤热、不利、泄泻,若心经有热移于小肠,可配清天河水、揉小天心用之。本穴主要治疗小便短少尤其水泻,清小肠后,小便多,泄泻自愈。

【临床配穴】

1. 清小肠配揉小天心、清天河水、补肾、清补脾、清板门、逆运内八卦、清四横纹(来回推四横纹)、清大肠,可治疗水泻、热泻。

2. 清小肠配揉小天心、揉总筋、大清天河水、清补脾、清四横纹(来回推四横纹)、揉小横纹,可治疗口舌生疮。

3. 清小肠配揉小天心、补肾、分阴阳、清天河水、揉总筋,可清心热,治疗惊悸不安、口干、小便少、大便干结。

十八、中冲

【部位】在中指尖端近甲缘处。

【操作】用拇指指甲掐之,称掐中冲(图5-34)。

【次数】3~5次。

【功用】通窍散结、醒神,清心经热。

【主治】用于急救。若掐之能出声,可救;若掐后患儿面色虽微红,但不能出声,其症多凶。

【临床应用】主要用于醒神开窍,通瘀散结,常与掐人中、掐十宣、掐老龙等配用。

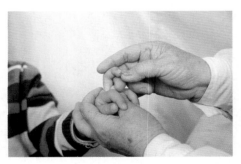

图5-34　掐中冲

十九、乙窝风

【部位】手背掌根凹陷处。

【操作】医用左手扶托儿左掌,右手拇指螺纹面在穴上左右揉之,称拇指揉乙窝风,常用于解表发汗(图5-35-1);中指端揉之,称中指揉乙窝风,可利关节、止痹痛、腹痛(图5-35-2)。

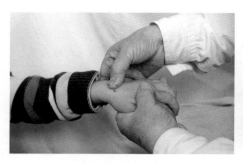

图 5-35-1　拇指揉乙窝风

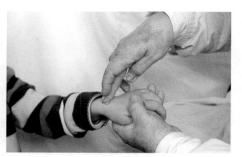

图 5-35-2　中指揉乙窝风

【时间】3~5 分钟,可根据病情加减。

【功用】发散风寒,宣通表里,温中行气,利关节,止痹痛。

【主治】治疗伤风感冒、腹痛、痹痛等。

【临床应用】

1. 常用于治疗伤风感冒及一切腹痛。

2.（中指揉）配揉外劳宫、点中脘、拿肚角、按揉足三里治腹痛,寒性腹痛效果更佳。

二十、外劳宫

【部位】在手背中央,与内劳宫相对处。

【操作】用中指端揉之,称揉外劳宫（图 5-36）。

【时间】揉 2~3 分钟。

【功用】温阳散寒,温固下元,升阳举陷。

【主治】治疗完谷不化,肠鸣作泻,寒痢腹痛,大便色青绿或黏、色白,泄泻（尤其寒泻效显）,疝气,脱肛等。

【临床应用】

1. 本穴为补元阳的主穴,穴性温热,为温阳散寒、升阳举陷的效穴,并能内达外散,揉之可

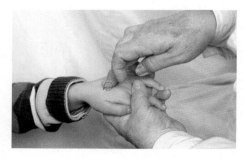

图 5-36　揉外劳宫

发汗。凡脏腑凝寒痼冷,用之有温通作用,温通中又有收敛作用而不致温通太过。

2. 临床常用来治疗消化不良、寒泻、五更泄等大便谷物不化,便物与水分离,色青绿或黏液便等,多与补脾、清板门、逆运内八卦、揉乙窝风、清四横纹(来回推四横纹)、清大肠配用。除能治消化不良、腹痛、止泻外,其改变大便颜色及不消化物是其他穴不能比拟的。

3. 治痹痛,与乙窝风(中指揉)揉之可发汗,以热攻热。

二十一、威灵

【部位】手背外劳宫旁,第二、三掌骨歧缝处。

【操作】掐之揉之,称掐威灵、揉威灵(图 5-37)。

【次数】掐 5~6 次,揉 30~50 次。

【功用】开窍醒神,镇惊安神。

【主治】治疗急惊暴死,昏迷不醒,头痛,耳鸣。

【临床应用】主要用于急救,掐之有声可治,掐之无声难治。常与掐精宁配用,临床多与掐人中、掐老龙、掐仆参等配用。

二十二、精宁

【部位】在手背无名指与小指本节后第四、五掌骨歧缝处。

【操作】以拇指指甲掐之,称拇指掐精宁;或用中指端或拇指面揉之或掐继揉之,称掐揉精宁(图 5-37)。

【时间】掐 3~5 次、揉 1~2 分钟。

【功用】行气破积(结)化痰。

【主治】治疗积聚,眼翼状胬肉,疳积,痰喘,气吼、干呕等。

【临床配穴】

1. 掐精宁与掐威灵配用,治疗惊风、抽搐或昏迷不醒、脑瘫

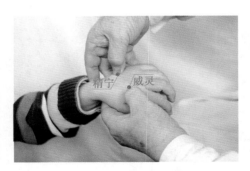

图 5-37 掐精宁、威灵

等,可加强疗效。

2. 掐精宁与揉小天心、补肾、揉肾纹配用,可解郁散结,治疗眼生胬肉。

二十三、二人上马(二马、上马)

【部位】手掌背面,第四、五掌骨小头后陷中。

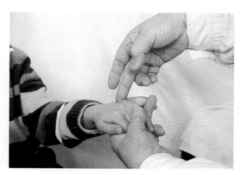

图 5-38　揉二马

【操作】患儿掌心向下,医用左手扶儿左手,使中指或食指面垫入儿掌侧小横纹穴上,使穴垫起,右手拇指或中指指面揉之(稍偏无名指侧),称揉二马(图 5-38);或用拇指指甲掐之,称掐二马。

【时间】揉 2~10 分钟,掐 3~5 次。

【功用】补肾潜阳、引火归原、大补元气、补肾清神、行气散结、通淋沥、止尿道疼痛。该穴具有八味地黄丸的作用。

【主治】小便闭塞、淋证、牙痛、痰湿、睡语、咬牙等,还可消支气管炎的干性啰音。

【临床应用】二人上马有补肾作用,又大补元气,多与补肾合用,可补肾生髓,健脑益气、益神,强筋壮骨,为补肾要穴。与补肾、补脾合用能补虚扶正,常用于阴虚阳亢、潮热烦躁不安、久病体虚、面色青灰。消化不良,尤其是肾虚泻,与补脾、补肾、逆运内八卦、清四横纹(来回推四横纹)、揉外劳宫、清补大肠配用。对支气管炎的干性啰音,配小横纹多揉可消之。

二十四、二扇门

【部位】在手背,一扇门在食、中两指的夹缝中,二扇门在中指及无名指之间的夹缝中。

【操作】医用左手托扶儿左手,使掌背向上,并将食、中、无名指分开,右手食、中指指尖插入两穴之间上下揉动之,称揉二扇门(图 5-39);或用两拇指插入一二扇门之中,先掐继做上下揉动之,称掐揉二扇门。

【时间】揉 1~3 分钟,掐 3~5 次。

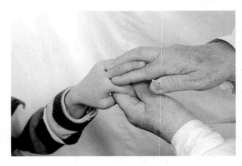

图 5-39　揉二扇门

【功用】发汗透表、退热平喘。

【主治】治疗伤风感冒、痰喘气粗、呼吸不畅、疹痘高热、无汗或欲出不透等。

【临床应用】二扇门与乙窝风两穴为透表发汗的要穴,但二穴出汗不同,所以用时要有选择。二扇门出汗是珠形、量多,故在临床选穴上一般多用于身体好、实热、新病、发热在 39℃以上、无汗的患者,常与揉小天心、补肾、清板门、清肺、分阴阳(阴重)、清天河水或退六腑等穴合用。乙窝风出汗为微汗,一般形容为毛毛细雨样,汗量不多,用拇指揉,故汗出即感觉到手稍有黏腻感即收,表示表已解,故损津不多。如发热 38℃左右、久病或体虚还是用乙窝风比较适宜。

二十五、合谷

【部位】在手背,第 1、2 掌骨间,当第二掌骨桡侧的中点处。

【操作】用拇指指甲掐揉之,称掐揉合谷(图 5-40)。

【时间】掐 3~5 次,揉 1~2 分钟。

【功用】通郁散结,降胃气,清咽喉。

【主治】治疗咽喉肿痛、牙痛、胃气上逆、恶心、呕吐等。

【临床应用】本穴为治疗咽喉肿痛及牙痛的效穴,一般先

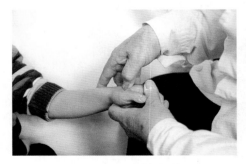

图 5-40　掐揉合谷

掐继揉,也可单用掐法。常与掐少商、拿列缺、掐揉曲池、捏挤大椎合用,治疗感冒、发热、咽喉肿痛等;配挤捏天突、逆运内八卦、清四横纹(来回推四横纹)、清补脾、清板门、掐揉足三里,或配分腹阴阳、点中脘、摩腹用于治疗胃气上逆所致的恶心、呕吐、腹痛腹泻、腹胀等症。

二十六、少商

【部位】在拇指指甲桡侧缘,离指甲角0.1寸处。

【操作】医用左手固定小儿拇指,右手拇指指甲掐揉之,称掐揉少商(图5-41);或用采血针点刺出血。

【次数】掐3~5次,揉20~30次。

【功用】通窍散结热。

【主治】喉痛、喉痹、惊厥。

二十七、十王(十宣)

【部位】在两手十指尖,距离手指甲与手指肉边缘0.1寸处。

【操作】用拇指指甲依次掐之,称掐十王(图5-42)。

【次数】每穴掐3~5次。

【功用】开窍醒神,清热镇惊。

【主治】治疗高热惊厥、抽搐、烦躁不安、神呆、精神恍惚等。

【临床应用】多用于急救,配合掐人中、掐少商、老虎吞食等。

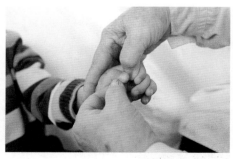

图 5-41 掐少商

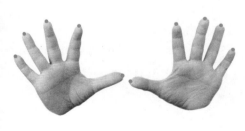

图 5-42 掐十王

二十八、左端正

【部位】在中指末节靠拇指侧缘中部。

【操作】左手固定患儿中指掌面,右拇指掐揉之,称掐揉左端正(图5-43)。

【次数】掐3~5次,揉10~20次。

【功用】有升阳止泻之功。

【主治】治疗泄泻、慢性痢疾。

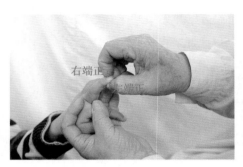

图5-43　掐左右端正

二十九、右端正

【部位】中指末节靠小指侧缘中部。

【操作】同左端正。

【功用】降逆,止吐,止血。

【主治】治疗鼻衄、呕吐。

【临床应用】用于胃气上逆、恶心、呕吐,多与逆运内运八卦、清补脾、清板门合用;对鼻腔出血、鼻黏膜干燥等有效(用细绳由中指末节横纹起环形扎至指端,不可过紧,不能影响血运,以免坏死。扎好令儿平卧休息10~15分钟,即可解除指绳)。

三十、老龙

【部位】在中指背,第一节指甲根正中,离甲根0.1寸许。

【操作】用拇指指甲掐之,称掐老龙(图5-44)。

【次数】3~5次。

【功用】醒神开窍,镇静镇惊。

【主治】治疗急惊暴死、昏

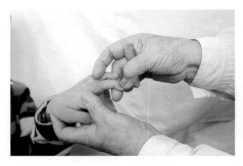

图5-44　掐老龙

迷不醒、高热抽搐、烦躁不安。

【临床应用】用于急救,急惊暴死、抽搐,掐之有声者可救。

三十一、外八卦

【部位】掌背外劳宫周围与内八卦相对处。

【操作】用拇指运之,称运外八卦(图5-45)。有顺逆运之分,以顺运为主,由乾宫起,经坎、艮、震、巽、离、坤至兑为一运,可使气下降;逆运由兑宫起,经坤、离、巽、震、艮至乾为一运,可使气升提。

【时间】2~3分钟,与内八卦作用相反。

【功用】行气和血,通滞散结。

【主治】胸闷、腹胀、便结、肠麻痹。

【临床应用】顺运外八卦有促进肠蠕动作用,对于肠胀、几日不便或肠麻痹、早期巨结肠有良效,多与逆运内八卦及清四横纹(来回推四横纹)、清大肠、分腹阴阳、点中脘、点天枢、摩腹合用。

三十二、五指节

【部位】在掌背五指第一指间关节背侧窝纹上。

【操作】用拇指指甲逐个掐揉之,称掐揉五指节(图5-46)。

【次数】掐3~5次,揉10~20次。

【功用】通窍,安神镇静,祛风痰。

【主治】治疗惊风抽搐、惊惕不安、风寒咳嗽。

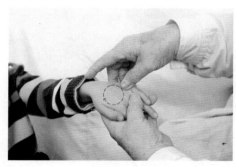

图5-45　运外八卦

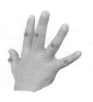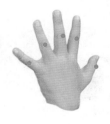

图5-46　掐揉五指节

【临床应用】五指节能安神镇静,多与揉小天心、分阴阳、补肾、清天河水配用;昏迷不醒、烦躁不安,多与掐人中、掐仆参等开窍醒神穴配用;风寒咳嗽、伤风感冒,多与上感穴配用。

三十三、膊阳池

【部位】手背腕横纹后 3 寸许。

【操作】用拇指掐揉之,称为掐揉膊阳池(图 5-47)。

【次数】掐 3~5 次、揉 100~200 次。

【功用】降逆清脑,止头痛,引上焦热下行,通二便。

【主治】头晕、头痛(高血压所致)、惊风、癫痫、大便干结、下肢冷凉、肌肉消瘦无力。

【临床应用】高血压引起的头痛、头晕掐之,与四大手法配用;如便结、抽搐,常与补肾、揉小天心、分阴阳、清天河水及清肺、退六腑、逆运内八卦等配用;下肢冷凉,多与拿列缺、补脾、推上三关配用。

三十四、总筋

【部位】在手腕掌侧横纹中部。

【操作】用拇指掐,称掐总筋;拇、食、中、无名指对拿,称拿总筋;中指揉之,称揉总筋(图 5-48)。

【时间】掐 3~5 次、拿 3~5 次、揉 1~2 分钟。

【功用】清心热,退潮热,通调周身气机。

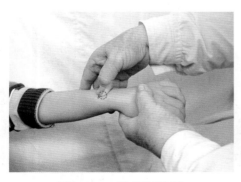

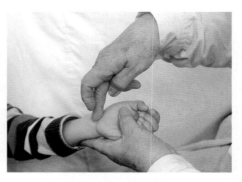

图 5-47　掐揉膊阳池　　　　　　图 5-48　揉总筋

【主治】治疗心经实热证、口舌生疮、流涎、潮热、肠鸣吐泻、惊风抽搐、小便短赤等。

【临床应用】总筋为治心经要穴，如惊抽，配揉小天心、分阴阳、补肾、大清天河水。

三十五、列缺

【部位】在手腕两侧凹陷处，为推拿用之列缺；或两手在合谷交叉，右手在上，食指尖的位置即列缺，为针灸用之。

【操作】用拇、食指相对用力拿之，称拿列缺（图5-49），也可以用揉法。

【时间】拿3~5次，针每日1次。

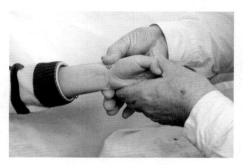

图 5-49　拿列缺

【功用】发散风寒，清脑降逆，开窍醒神，引上焦热下行。

【主治】拿列缺可发汗解表，治感冒、惊风、昏迷不省人事，近年有人用来预防感冒，有效。还可治头痛、头胀、牙痛、半身不遂，下肢皮温低及肌肉消瘦无力等。

【临床应用】

1. 拿列缺用在感冒高热无汗，可与按天门、拿风池配用出汗。

2. 拿列缺可引上焦之热下行。临床下肢肌肉无力及皮温低，可与补脾、推上三关、掐揉膊阳池配用，改变肌肉消瘦及下肢冷凉。

3. 拿列缺可用来预防感冒，即有遇寒，喷嚏，流涕，马上拿住列缺穴揉10分钟左右，感冒即愈。

三十六、上三关

【部位】在大鱼际至曲池的连线上。

【操作】医用左手握住儿手腕部，使食、中指在儿前臂扶托住腕关节（拇指侧在上），医右拇指或食、中指并拢，用指面由大鱼际侧

推向曲池,向心推称推上三关
(图 5-50)。

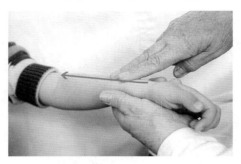

图 5-50 推上三关

【时间】1~3 分钟。

【功用】助气活血,通阳,培补元气,熏蒸取汗,温阳散寒。

【主治】治疗营养不良、贫血、黄疸、肢瘫,疹痘、白痦欲出不透,面色无华,四肢软弱无力、皮温低,阴疽、毒疖晚期(已化脓时,用之溃破快)。

【临床应用】

1. 三关穴性温热,能温阳散寒,补益气血,温补下元,治疗命门火衰、下元虚冷、体虚、四肢冷凉、面色无华、食欲不振、疳积、常与补脾、补肾、揉二马、逆运内八卦、清四横纹(来回推四横纹)合用。

2. 此穴可助气和血,温中散寒,熏蒸取汗。用于疹毒内陷,隐疹不出,感冒手足凉,多与补脾、揉小天心、逆运内八卦等合用;实证若需此穴,手法宜重,速度快,时间短,取补中有泻之意。用于改变面色㿠白无华,配补脾、推上三关;面色青灰无泽,配补肾、揉二马等。

三十七、天河水

【部位】前臂掌侧正中,由腕横纹中点至曲泽一线。

【操作】

1. 清天河水　医右手托儿左手背使掌心向上,右拇指或食中二指并拢,用指面从腕横纹推向肘横纹,称清天河水(图 5-51)。

2. 大清天河水　位置、拿法同上,从内劳宫推到肘横纹曲泽,称大清天河水。

【时间】以上两种均推 1~3 分钟。

【功用】清热除烦,利小便,

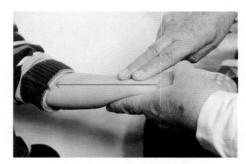

图 5-51 清天河水

安神镇惊,止抽搐。

【主治】该穴主要是清心经之热,治疗一切湿热证、内热、潮热、烦躁不安、夜卧不宁、口渴、口疮、伸舌弄舌、重舌木舌、惊风、痰喘、咳嗽、小便短赤。总之,心经热皆可用之。

三十八、六腑

【部位】由尺侧肘尖起至腕横纹处。

【操作】由肘尖向腕部推之,称退六腑(图5-52)。

1. 令儿掌心向内,医用左手托握桡侧腕关节,食中二指伸直,扶儿前臂桡侧面(以免小儿不合作,拉伤关节)固定关节,右

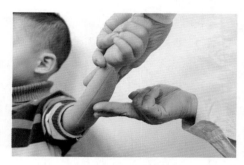

图5-52　退六腑

手拇指桡侧或食中指并拢,由肘尖推向腕横纹尺侧,称退六腑。

2. 令儿屈前臂,指稍向上,医用左手扶儿桡侧手腕部,右手拇指自尺侧肘尖推向腕横纹。

【时间】1~3分钟。

【功用】清热凉血解毒,活血化瘀,润燥通便。

【主治】一切实热证,如高热、惊厥、口舌生疮、木舌重舌、伸舌弄舌、牙龈红肿、溃疡、咽喉肿痛、痄腮、无名肿痛、里急后重、便秘等。

【临床应用】

1. 本穴性寒大凉,专清热凉血、解毒,对脏腑郁热、积滞、壮热、苔黄、口渴、咽干、无名肿毒等实热证均有效。故临床上常用于感冒、高热不退、痢疾等症。

2. 本穴与上三关为大凉大热要穴,可两穴同用,也可单用。如体虚、病后失调需培补元气或助阳者,可单用推上三关。如高热、抽搐、烦躁不安可单用退六腑。两穴配用能平衡阴阳,又称大分阴阳,有调和脏腑、平衡阴阳之意。为防止大凉、大热损伤正气或寒热夹杂证,需两穴同用。如以热证为主,六腑与三关之比例为3:1,即

六腑为 300 次,三关为 100 次。如寒证为主即反之,以防止偏寒或偏热。

3. 单用退六腑应注意,身体素虚、病后未愈者不能先用退六腑。可先用推上三关补之,或六腑、三关同用(比例为 3∶1)。对高热持续不退的患者,可先用退六腑退热,但如连用 7~8 天,高热虽退但伤阴重,患者虚弱。解决方法有二:一为在治疗中取二穴同用,六腑与三关比例为 3∶1;二是一定配用补穴,如用补肾、揉二马、补脾等(至少用 2~3 天)。

三十九、曲泽(洪池)

【部位】在肘横纹中点。

【操作】用两手拇、食指相对用力捏挤之,称捏挤曲泽(图 5-53);或点刺之出血。

【功用】通调经络,和气血,利关节,止痹痛。

【主治】上肢麻木,不能上举或瘫痪,手指伸屈不灵或疼痛,中暑昏迷等。

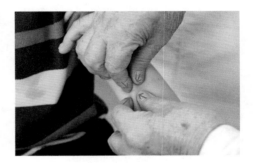

图 5-53 捏挤曲泽

四十、曲池

【部位】屈肘时,肘横纹外端凹陷处。

【操作】用拇指指甲掐之,称掐曲池(图 5-54),或点刺法。

【功用】通瘀散结,活血,止痹痛。

【主治】上肢麻木、不能高举或瘫痪,手指伸屈不灵或疼痛,中暑、昏迷等。

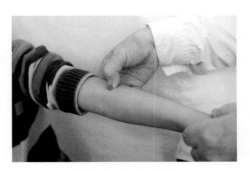

图 5-54 掐曲池

【临床应用】

1. 夏秋中暑用采血针或三棱针点刺出血,不出血或出不多、血色黑浓的用捏挤法,多配尺泽、大椎、合谷。

2. 上肢瘫、麻木及上臂不能高举,或手指伸屈不灵、疼痛者,均可按摩、点刺、针灸曲池治疗。

四十一、肘肘

【部位】在肘关节鹰嘴突处。

【操作】摇肘肘。医者左手拇、食、中三指托患儿肘肘处,右手拇、食二指叉入虎口,同时用中指按天门穴(小鱼际中点,即乾宫位),然后屈小儿之手,上下摇之,称摇肘肘(图5-55)。

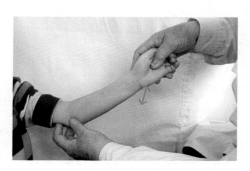

图5-55　摇肘肘

【次数】20~30次。

【功用】通经活络,顺气生血,化痰。

【主治】气血不和,痹痛,痞块,咳嗽,惊风等。

【临床配穴】摇肘肘配揉小天心、分阴阳、补肾、大清天河水,可治疗惊风抽搐。如配补脾、清板门、逆运内八卦、清四横纹(来回推四横纹),可治疳积及慢性消化不良等。

第三节　胸腹部穴位

一、天突

【部位】胸骨上窝陷中。

【操作】

1. 按揉天突　用中指或拇指端按,称按天突,或按后继揉,称按揉天突。按3~5次,按揉10~20次,能泻火。

2. 点天突 中指或拇指微屈,向下用力点之,3~5次,称点天突(图5-56),又称拘点天突。动作宜快,能催痰、催吐。

3. 捏挤天突 用两手拇指、食指捏挤天突,至皮下红紫为度,称捏挤天突。能降气、泻热、止咳止吐、清咽利喉等。

【功用】理气化痰,降逆止呕,止咳平喘。

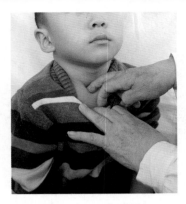

图 5-56　点天突

【主治】治疗痰壅气急,咳喘胸闷,咳痰不畅,恶心呕吐,咽痛等。

【临床应用】天突能理气化痰,止咳平喘,泻热,利咽利膈,降逆止呕。咽痛声哑、发热、咳喘等常揉天突,配揉小天心、揉小横纹、清四横纹(来回推四横纹)、逆运内八卦、清补脾、清肺、水底捞明月可降体温,治咽喉、气管、肺部炎症。如痰多,可加补脾、揉丰隆、合阴阳、补肾、清天河水;如见痰涎壅盛,则拘点天突配鸠尾上推至胸骨切迹,可吐出痰涎及胃容物。

二、膻中

【部位】在胸骨上,平第四肋间,两乳之间,属任脉。

【操作】一般分为分推膻中、揉膻中和直推膻中3种,具体如下:

1. 用双手拇指或四指掌面从膻中向左右分推,称分推膻中(图5-57-1),操作0.5~1分钟。

2. 拇指或中指端揉,称揉膻中(图5-57-2),操作0.5~1分钟。

3. 用中、食指指面从天突向下推至鸠尾,称直推膻中(图5-57-3),操作0.5~1分钟。

【功用】宽胸理气,宣肺止咳。

【主治】治疗胸闷喉鸣,气喘,恶心,呕吐,呃逆,嗳气。

【临床应用】膻中为气之会穴,居胸中,胸背属肺。推揉之能宽胸理气,止咳化痰,对胸闷、吐逆、咳喘均有效。常与逆运内八卦、清四横纹(来回推四横纹)、推板门、分腹阴阳合用。

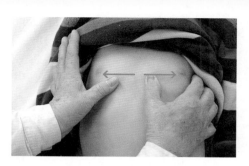

图 5-57-1　分推膻中

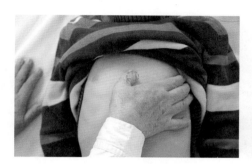

图 5-57-2　揉膻中

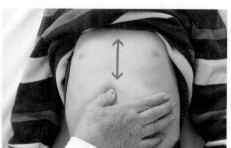

图 5-57-3　直推膻中

三、腹

【部位】腹部。

【操作】医两手拇指或食、中、无名、小指并拢,用指腹同时自剑突沿游离肋斜下分推至腹两侧,称分推腹阴阳或分腹阴阳(图 5-58-1);用手掌摩之,称摩腹(图 5-58-2),逆时针为补,顺时针为泻,顺逆摩为平补平泻。操作 1~2 分钟。

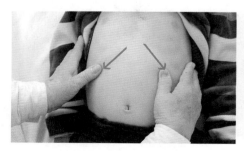

图 5-58-1　分腹阴阳

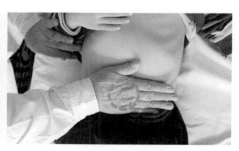

图 5-58-2　摩腹

【功用】消食化积,降逆止呕,健脾止泻,通便。

【主治】治疗腹痛,腹胀,腹泻,食积,消化不良,恶心,呕吐,厌食,疳积,便秘。

【临床应用】

1. 分腹阴阳　能降气、理气,消食,善治乳食积滞。如胃气上逆所致的恶心、呕吐、腹胀、腹满等症,常与清补脾、逆运内八卦、清四横纹(来回推四横纹)、掐揉足三里合用。治疗厌食,与揉小天心、清补脾、清板门、逆运内八卦、清四横纹(来回推四横纹)、点中脘、捏脊合用。但对脾虚泻等慎用。

分腹阴阳与按弦走搓摩,二者均有理气降逆作用,但分腹阴阳主要用于消化系统,调理脾胃;而按弦走搓摩用于消化系统的肝胆和呼吸系统,可疏肝利胆,治疗胸胁满闷、喘咳、呼吸不畅等。

2. 摩腹　能健脾和胃,理气消食。

补法:能健脾助消化吸收,强壮身体,治疗泄泻。

泻法:能消食导滞通便,用于便秘、腹胀、厌食、伤乳食泻等,多与分腹阴阳合用。

清法:能和胃进饮食,强壮身体,一般作保健用,常与补脾、清板门、逆运内八卦、清四横纹(来回推四横纹)、捏脊合用,是小儿保健推拿常用的手法。

四、中脘

【部位】脐上4寸,剑突到脐连线之中点,属任脉,又称中脘部。

【操作】医者用拇、食、中指指端或掌根按揉,称揉中脘;用四指或全掌摩,称摩中脘;自中脘向上直推到天突或自天突下推至中脘,称推中脘(亦称推胃脘);自中脘推至剑突处,称"推三焦";若从剑突沿季肋处向两侧分推,称分推腹阴阳;若用中指端点中脘,称点中脘(图5-59)。

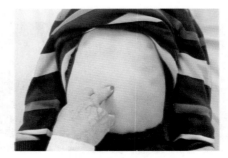

图 5-59　点中脘

【时间】揉、推 1~2 分钟,摩 2 分钟,点半分钟。

【功用】健脾和胃,消食和中。

【主治】胃痛,腹痛,腹胀,积滞,呕吐,泄泻,食欲不振,嗳气等。

【临床应用】中脘为胃之募穴,专治消化系统疾病。

五、神阙

【部位】在脐窝中央,属任脉。

【操作】

1. 拇指掐　在离脐边 0.5 寸许四周上下左右四边掐之,每处掐 3~5 次。

2. 捏挤法　在四个点捏挤,以皮肤呈紫红或淡红为度。

3. 点刺法　用采血针在四点刺出少量液体后,继而用捏挤法,出少量血为止。

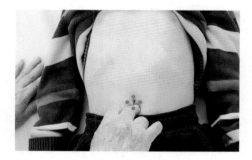

4. 点神阙法或抖脐法　即用中指端或长棉棒在四个点上用点法或抖法,以止痛、消胀,时间为每点 0.5 分钟(图 5-60)。

图 5-60　点神阙法

5. 用中指端揉称揉脐。

6. 用掌根摩称摩神阙,又称摩脐。逆时针为补,顺时针为泻。

【功用】散结气,消瘀滞,除膨胀,散凝寒,止腹痛,消食导滞。

【主治】治疗一切腹痛(实、寒、虫、积)、腹鸣、腹胀、腹泻。

【临床应用】

1. 本穴为治疗腹痛的要穴之一。

2. 此穴能补能泻,补之能温阳补虚,治疗脾、肾虚泻及寒湿泻,对慢性消化不良、痢疾等有效。补之多与补脾、推上三关、逆运内八卦、清补大肠等合用。泻之能消能下,治疗痢疾、湿热泻、便秘、腹胀等,多与清补脾、清板门、逆运内八卦、清四横纹(来回推四横纹)、清小肠等合用。平补平泻为和法,治疗乳食停积、厌食、食积、后天喂养失调等,多与清补脾、清板门、补肾、揉小天心、逆运内八卦、清四横纹

（来回推四横纹）合用。

3. 点神阙与点天枢常配伍,治疗腹痛、腹泻、腹胀有显效。

六、天枢

【部位】平脐左右各旁开 2 寸处。

【操作】食中指端分开或用长棉棒在两侧穴上抖点,根据小儿大小,操作 1~2 分钟,称点天枢(图 5-61-1);捏挤天枢至局部红紫为度,称捏挤天枢(图 5-61-2)。一般用点法。

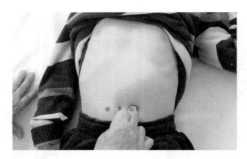　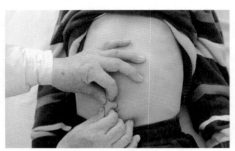

图 5-61-1　点天枢图　　　　　图 5-61-2　捏挤天枢图

【功用】理气消滞,疏调大肠,助消化。

【主治】治疗腹胀,消化不良,腹泻,痢疾,便秘,食积不化,肠麻痹。

【临床应用】天枢为大肠之"募穴",能通调大肠,理气消滞,用于急慢性胃肠炎、痢疾及消化功能紊乱所致的呕吐、腹泻、食积、腹胀、大便秘结等症,多与点神阙、清补脾、逆运内八卦、清四横纹(来回推四横纹)、拿肚角配用;肠功能紊乱,常与捏脐、分腹阴阳、逆运内八卦、清四横纹(来回推四横纹)配伍;点天枢加清肺、退六腑可治大便结。

七、肚角

【部位】脐旁开 2 寸两大筋处,及腰下两旁,往丹田处。

【操作】一般用拿法。

1. 捏拿　用两手拇、食、中三指向深处对捏拿之,一紧一松为一次。

2. 拿肚角　医者用两手拇、食、中三指向两侧肋骨直下方捏，同时偏内上方，做一推一拉、一紧一松的轻微动作（图5-62）。

【次数】3~5次。

【功用】止腹痛，健脾和胃，理气消胀消积。

【主治】治疗腹胀，腹泻，痢疾等所致的腹痛。

【临床应用】本穴为止腹痛要穴，对各类腹痛均有效，尤其是寒性腹痛，常在揉乙窝风、揉外劳宫诸穴后，再拿肚角，以免小儿哭闹。

八、气海

【部位】在脐下正中1.5寸许。

【操作】点法，用拇或中指端点之（图5-63）。

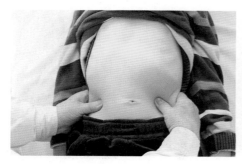
图 5-62　拿肚角

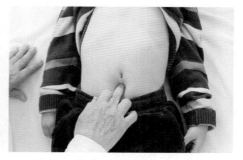
图 5-63　点气海

【时间】0.5~1分钟。

【功用】引痰下行。

【主治】痰涎壅盛，胸膈不利。

【临床应用】本穴有降痰作用，故临床小儿咳喘、痰鸣，可配清补脾、清肺、逆运内八卦、揉丰隆、补肾、合阴阳。若腹泻者，少用或不用本穴。

九、关元

【部位】在脐下3寸。

【操作】用拇、中指端点、按之,称点关元(图 5-64)或按关元;用拇、中指面、掌心按之,称按关元;以中指或拇指揉之,称揉关元。

【次数】揉 100~300 次;点按 3~5 次。

【功用】培肾固本,调节尿液。

【主治】治疗遗尿、小便不通、尿频、淋证及下腹痛。

【临床应用】本穴多用于泌尿系统疾病,为小肠的募穴,治疗遗尿、尿频、癃闭、脱肛,常与补肾、揉二马合用(温补);小便短赤可与清小肠、推箕门合用。

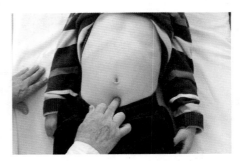

图 5-64 点关元

十、曲骨

【部位】脐正中直下 5 寸,腹下部耻骨联合上缘上方凹陷处。

【操作】用拇指指甲掐之,称掐曲骨。

【次数】掐 5~7 次(图 5-65),每日 1 次。

【功用】有调节泌尿系统的作用。

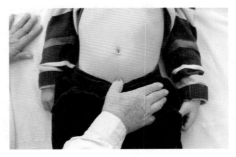

图 5-65 掐曲骨

【主治】治疗遗尿、尿潴留、膀胱炎。

【临床应用】主要调节泌尿系统功能,常用掐、针刺,取穴在任脉,又在膀胱下,故刺激可兴奋任脉和膀胱产生作用。

第四节 腰背部穴位

一、新建

【部位】后发际哑门下,在第二、三颈椎之间,以指按压本穴处,咽部立感闷塞不畅即是本穴（图 5-66）。

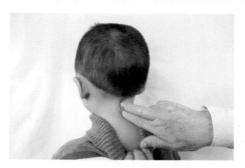

图 5-66　新建穴图

【操作】先点刺出血，继用捏挤法操作，捏至局部紫红为止，捏挤新建。

【次数】每日 1~2 次。

【功用】散结热，清利咽喉，消肿止痛。

【主治】治疗咽痛、急性喉痹、乳蛾、声音嘶哑等。

【临床应用】治疗咽部充血水肿、疼痛不适，与掐少商、捏挤大椎、掐合谷配用。

二、大椎

【部位】在项后，位于第 7 颈椎棘突下凹陷中，低头取之。

【操作】捏挤（图 5-67-1）、揉、提拧（图 5-67-2）大椎（用屈曲的食中指蘸清水或肥皂水，在穴位上提拧，使局部出现瘀斑为度，称扯、拧大椎或刮痧疗法）。

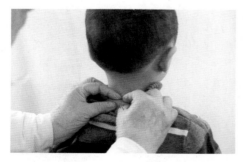

图 5-67-1　捏挤大椎图

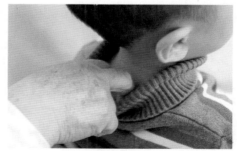

图 5-67-2　提拧大椎图

【功用】清热解表，通经活络，止痹痛，降逆止呕。

【主治】治疗发热、感冒、咳嗽、百日咳、项强、呕吐等。

【临床应用】

1. 有清热解表的作用，主要用于感冒、发热、项强、呕吐等。

2. 对婴儿瘫、脑瘫、臂丛神经损伤、上肢不能高举者,用揉法有效;对于不能抬头者,按揉有显效。一般揉 1~2 分钟。

三、肩井

【部位】在大椎与肩峰连线之中点,肩部筋肉处。

【操作】用拇、食二指对拿肩井,或用拇指和食、中指提拿穴位,一松一紧,称拿肩井(图 5-68)。

【时间】拿 3~5 次,按揉 10~20 次。

【功用】解表发汗,通窍行气。

【主治】治疗感冒、惊厥、上肢不能抬举;有总收法之说。

【临床应用】拿肩井能宣通气血,发汗解表。临床治疗感冒常与解表穴合用,提拿肩井多用于治疗肩臂疼痛,颈项强直等。本穴为诸法推毕的结束手法,称总收法。

四、风门

【部位】在背部,当第 2 胸椎棘突下,旁开 1.5 寸。

【操作】用食中指端分开揉,称揉风门(图 5-69)。

【时间】0.5~1 分钟。

【功用】解表通络。

【主治】治疗感冒、咳嗽、气喘、鼻塞、骨蒸潮热。

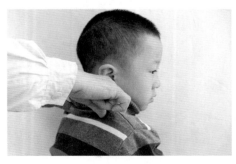

图 5-68 拿肩井

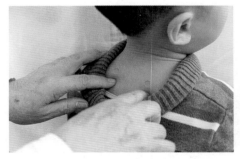

图 5-69 揉风门

【临床应用】揉风门主要用于感冒咳嗽,多与清肺经、揉肺俞、逆运内八卦、揉小横纹、清四横纹(来回推四横纹)配用。

五、肺俞

【部位】在第三胸椎下旁开1.5寸处。

【操作】用双手拇指,或食、中二指指端按揉,称按揉肺俞(图5-70);用双手拇指分别从肩胛骨内缘,由上向下分推,称分推肺俞或分推肩胛骨(图5-71)。

【时间】揉0.5~1分钟,分推1~2分钟。

【功用】止咳化痰,益气补肺,润燥通便。

【主治】治疗咳嗽,痰鸣,胸闷,胸痛,感冒,大便干结等。

【临床应用】揉肺俞或分推肩胛骨能调肺气,补虚损,止咳化痰,多用于呼吸系统疾病。如感冒、咳嗽、久咳、肺虚,用补肺或培土生金法,加逆运内八卦、揉小横纹;如大便干结,可用清肺配清大肠、退六腑泻之。

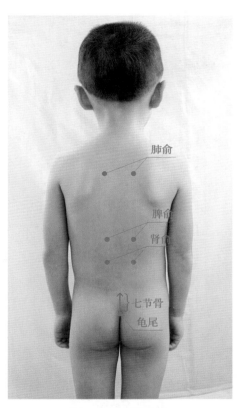

图5-70　揉肺俞

六、脾俞

【部位】第十一胸椎棘突下旁开1.5寸处。

【操作】用两拇指揉之,称揉脾俞(图5-70)。

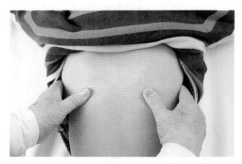

图5-71　分推肩胛骨

【时间】0.5~1 分钟。

【功用】健脾祛湿,消食和胃。

【主治】治疗呕吐、泄泻、疳积、食欲不振、黄疸、水肿、慢惊、四肢乏力等。

【临床应用】按揉脾俞能健脾和胃,助消化吸收,祛水湿。常与补脾经、掐揉足三里、逆运内八卦、清四横纹(来回推四横纹)等合用治疗脾胃虚弱、乳食内停、消化不良等。

七、肾俞

【部位】在十四椎下,旁开 1.5 寸处。

【操作】双手拇指或食、中二指分开用指端揉之,称揉肾俞(图 5-70)。

【时间】0.5~1 分钟。

【功用】滋阴壮阳,补益肾元。

【主治】治疗腹泻、便秘、小腹痛、下肢乏力、慢性腰背痛及肾虚气喘等。

【临床应用】揉肾俞可滋阴壮阳,补益肾元,常用于治疗肾虚泻或阴虚便秘及下肢瘫等症,多与揉二马、补脾、推上三关合用。治腰背痛,常与捏挤委中、按揉腰俞合用;治肾虚不纳气治之咳喘,可与按揉肺俞、补脾、逆运内八卦、揉小横纹、揉二马合用。

八、七节骨

【部位】第四腰椎至尾骨端(长强穴)成一直线。

【操作】用拇指桡侧面或食中二指自下而上,或自上而下直推,分别称推上七节骨或推下七节骨(图 5-70)。

【时间】1~2 分钟。

【功用】通调大肠,温阳止泻,泻热通便。

【主治】治疗泄泻,便秘,脱肛等。

【临床应用】

1. 推上七节骨能温阳止泻,多用于虚寒泻、脾虚泻、久泻久痢等症。常与按揉百会、揉龟尾、掐揉足三里、揉外劳宫、清补大肠、清小肠合用。

2. 推下七节骨能泻热通便,多用于肠热便秘或痢疾等症。多与清补脾、清板门、逆运内八卦、清四横纹(来回推四横纹)、清肺、清大肠合用;虚寒泻或慢痢久泻者慎用下推七节骨,以免加重病情。

九、龟尾

【部位】在尾骨端下,当尾骨端与肛门连线的中点处。

【操作】用拇指或中指端揉之称揉龟尾,左揉为补,右揉为泻(图5-70)。

【时间】1~3分钟。

【功用】通调督脉经气,调节大肠。

【主治】治疗泄泻,便秘,脱肛,遗尿。

【临床应用】龟尾属督脉,有通调大肠的功能,性温,能止能泻。多与揉脐、推七节骨配用,以治泄泻、痢疾等。若便秘,常与清肺、退六腑、点天枢、摩腹、下擦后承山合用。

十、脊(捏脊、推脊)

【部位】自长强至大椎成一直线。

【操作】

1. 自下而上捏脊,称捏脊法。每次捏三提一,称捏三提一法,或捏三提三,称捏三提三法(图5-72-1)。

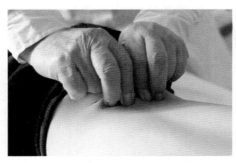

图5-72-1　捏脊法

2. 在操作前先将背部两侧膀胱经按揉几遍,以使肌肉放松,能减轻不适。用食中二指从上(大椎)而下(长强)直推,称推脊法(图5-72-2)。

【次数】推1~2分钟;捏三下提一下,共4~5遍,或捏三遍提三遍,共6遍。

【功用】平衡阴阳,调和气血,调整脏腑,通经络。

【主治】治疗发热、惊证、夜啼、烦躁不安、疳积、腹泻、呕吐、便秘等。

【临床应用】脊属督脉,督脉贯脊,属脑络肾,统率阳气,统摄真元。

1. 用捏脊法自下而上,能调阴阳,理气血,和脏腑,通经络,培元气,强健身体,是小儿保健常用方法之一。临床多与补脾、补肾、推上三关、摩腹、掐揉足三里等配合应用,治疗先、后天不足的慢性病;亦可用于小儿疳积、腹泻等症。

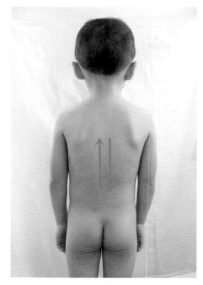

图 5-72-2　推脊法

2. 自上而下推脊为泻法,能清热泻火,多与清天河水、退六腑、揉涌泉合用。并能治疗成人的腰背强痛、角弓反张等症。

第五节　下肢部穴位

一、箕门

【部位】在大腿内侧,膝盖上缘直至腹股沟成一直线。

【操作】用食中二指指面或拇指,从膝部内上缘开始直推到腹股沟,称为推箕门(图5-73)。

【时间】2~5分钟。

【功用】清热利尿。

【主治】治疗小便短赤、小

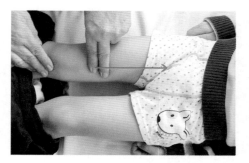

图 5-73　推箕门图

便不利、尿潴留。

【临床应用】箕门穴性平和，近几年我们只用来治疗尿潴留，只要小儿有无尿史，检查有膀胱充盈（能触到膀胱底），肯定膀胱有尿，即用推箕门、压膀胱（拨龙头），尿即排出。

二、百虫

【部位】位于膝上内侧肌肉丰厚处，当髌骨内上缘 2.5 寸处。

【操作】拇、食、中三指对拿左右两腿两穴，称拿百虫（图 5-74）；拇指按揉，称揉百虫。

【时间】拿 3~5 次，按揉 30~50 次。

【功用】通经活络，平肝息风。

【主治】治疗四肢抽动，下肢痿软无力。

【临床应用】按拿百虫能通经活络，止抽，多用于下肢痿软无力及痹痛，常与按揉足三里、拿委中合用；消瘦、四肢冷凉者，加拿列缺及揉膊阳池、补脾、推上三关；惊风、抽搐，与开窍醒神穴合用。

三、委中

【部位】腘窝中央。

【操作】局部消毒，用采血针点刺出血，继而捏挤微出血（图 5-75）。

【功用】顺气降逆，消腹胀，舒筋和血，止痛。

【主治】治疗呕吐、腹胀、腰背痛。

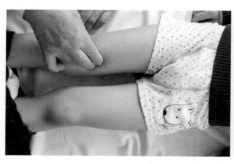

图 5-74　拿百虫

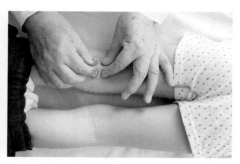

图 5-75　捏挤委中

【临床应用】本穴为止呕吐的要穴,尤其中暑呕吐,效果甚佳。如有腹泻者慎用。

四、足三里

【部位】在小腿外侧,犊鼻下 3 寸,犊鼻与解溪连线上。

【操作】用拇指端按揉之,称按揉足三里(图 5-76)。

【时间】按 5~10 次,继而揉 20 次。

【功用】健脾和胃,强壮身体。

【主治】治疗腹痛、腹胀、呕吐、泄泻、下肢痿痹、痹痛等。

【临床应用】足三里为足阳明胃经之穴,能健脾和胃,调中理气,通经导滞,多用于治疗消化系统疾病。治疗胃气上逆,常与推天柱骨、分腹阴阳、逆运内八卦、清四横纹(来回推四横纹)等合用;治疗泄泻常与七节骨、大小肠合用,如脾虚泻加补脾、揉外劳宫或捏脊;用于小儿保健推拿常与补脾、逆运内八卦、捏脊、摩腹等合用;治疗厌食常与补脾、逆运内八卦、清四横纹(来回推四横纹)合用。

五、前承山

【部位】小腿胫骨旁,与后承山相对。

【操作】用拇指指甲掐之,称掐揉前承山(图 5-77),或揉前承山。

【次数】掐 5~10 次,揉 30~50 次。

【功用】息风定惊,行气通络。

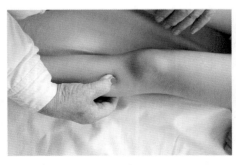 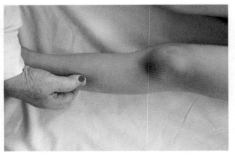

图 5-76　按揉足三里　　　　　图 5-77　掐揉前承山

【主治】治疗惊风、下肢抽搐、足下垂等。

【临床应用】掐揉本穴主要用于止抽搐,常与拿委中、按百虫、掐、摇解溪等合用;揉前承山能通经络,活气血,纠正畸形,治疗肌肉萎缩、足下垂等。

六、后承山

【部位】在小腿后,腓肠肌腹下陷中。

【操作】用拇指与其余四指拿之,称拿后承山;用掌擦之,称擦后承山;用拇指点按之,称点按后承山(图5-78)。

【时间】拿3~10次,擦30~50次。

【功用】通经活络,息风止痉,止泻。

【主治】治疗腿转筋、下肢痿软无力、腹泻、腹痛。

【临床应用】常用于治疗腹痛、腹泻,用掌搓,一般向上搓效果显著;止抽搐配合掐人中、掐老龙、掐十宣等;治疗腿转筋常与拿委中配用;治疗泄泻与补脾、揉外劳宫、清补大肠配用。

七、丰隆

【部位】位于小腿前外侧,外踝尖上八寸,条口穴外一寸,距胫骨前缘二横指(中指)。

【操作】用拇指或中指端揉之,称揉丰隆(图5-79)。

【时间】30~50次。

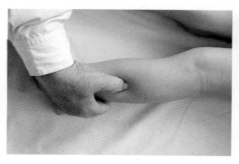

图 5-78　点按后承山

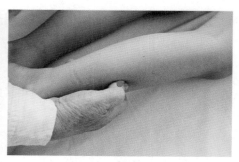

图 5-79　揉丰隆

【功用】化痰平喘

【主治】治疗痰鸣气喘,痰涎壅盛。

【临床应用】临床主要用于痰涎壅盛,咳嗽、痰多,常与合阴阳、揉小横纹、清四横纹(来回推四横纹)、逆运内八卦、清补脾、清肺、补肾、清天河水、揉膻中、开璇玑配用。

八、三阴交

【部位】内踝尖直上3寸。

【操作】拇指或中指端按揉之,称揉三阴交(图5-80)。

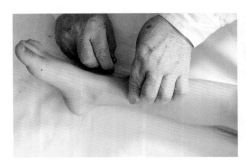
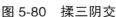
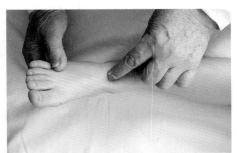

图 5-80　揉三阴交　　　　　　图 5-81　掐揉解溪

【时间】按3~5次,揉1~2分钟。

【功用】温通经络,活血化瘀,清利湿热。

【主治】常用于治疗遗尿、癃闭、小便频数、涩痛不利、下肢痹痛、惊风、消化不良等。

【临床应用】三阴交能通血脉,活经络,疏下焦,利湿热,通调水道,主要用于泌尿系统疾病,又能健脾胃,助运化。如治疗遗尿、癃闭等,常与揉小天心、点关元、推箕门等配用;治疗下肢痹痛、瘫痪及下肢无力等,与补肾、揉二马、补脾、推上三关、拿列缺、中指揉乙窝风配用。

九、解溪

【部位】踝关节前横纹中点,两筋之间凹陷中。

【操作】用拇、食指指甲掐或指端揉之,称掐揉解溪(图5-81);

或用摇法,称摇解溪。

【次数】掐摇 3~5 次,揉 20~30 次。

【功用】解痉,止吐,止泻,矫正畸形。

【主治】治疗惊风、吐泻、关节畸形及屈伸不利。

【临床应用】本穴用掐法治惊风,可开窍醒神,常与掐人中、掐十宣、掐老龙、掐仆参合用;揉法可止吐止泻;摇法矫正踝关节畸形。

十、仆参

【部位】位于外踝后下方,昆仑直下,跟骨外侧,赤白肉际处。

【操作】用拿法、掐法、口咬之,称拿仆参、掐仆参(图 5-82)、咬仆参(又称老虎吞食)。

【时间】拿、掐 3~5 次,苏醒即可;否则即用纱布垫之,口咬 1~2 次。

【功用】益肾健骨,舒筋活络,安神定志。

【主治】治疗腰足跟痛、转筋、癫狂厥、昏厥、足痿不收。

【临床应用】仆参在膀胱经,拿之能益肾、舒筋,常与拿委中合用治腰背痛;与按揉后承山配用,治转筋、足痿不收;拿或咬,治昏厥。

十一、大敦

【部位】在足趾,大趾末节外侧,趾甲根角侧后方 0.1 寸处。

【操作】拇指指甲掐称掐大敦,继而揉之,称掐揉大敦(图 5-83)。

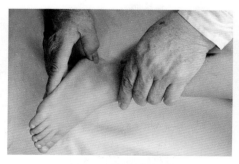

图 5-82　掐仆参

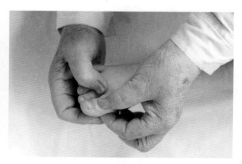

图 5-83　掐揉大敦

【时间】掐 3~5 次,揉 20~30 次。

【功用】息风解痉。

【主治】治疗惊风,四肢抽搐等。

【临床应用】本穴主要用掐、揉法,对惊风、抽搐有效,常与掐人中、掐十宣、掐老龙等配用。

十二、新设

【部位】在第三、四趾缝间,趾蹼缘之上方。

【操作】用指甲掐之,称掐新设(图 5-84)。

【时间】3~5 次。

【功用】引腹部气下行。

【主治】治疗一切腹胀。

【临床应用】本穴能引腹部之气下行,故治各种腹胀。

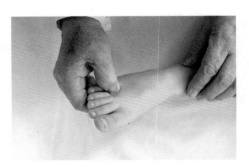

图 5-84　掐新设

十三、涌泉

【部位】位于足底部,蜷足时足前部凹陷处,约当足底第 2、3 跖趾缝纹头端与足跟连线的前 1/3 与后 2/3 交点上。

【操作】

1. 拇指面自穴下向趾端方向推之,称推涌泉。

2. 拇指端揉之,称揉涌泉(图 5-85)。

【时间】推揉 2~3 分钟、揉掐 3~5 次。

【功用】清脑降逆,引上焦热下移,滋阴退热,止吐泻。

【主治】治疗发热、头痛、

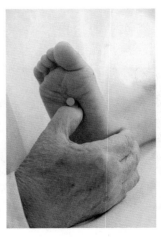

图 5-85　揉涌泉

呕吐、腹泻、面赤、视物不清、痰涎壅盛、五心烦热、下肢皮温低及高血压。

【临床应用】推涌泉能引火归原，退虚热，常与补肾、揉二马、清板门、揉小天心合用；治疗湿热证常与清补脾、揉小天心、退六腑、清天河水配用。引热下行，可与揉膊阳池、拿列缺合用；治下肢痿软无力，消瘦及皮温低，与补肾、揉二马、补脾、推上三关合用。揉涌泉可止吐止泻，左揉止吐，右揉止泻。

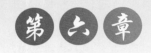

小儿推拿治疗

第一节 感　冒

西医称四时感冒为急性上呼吸道感染,简称"上感"。

【病因】多因感受外邪(风寒、风热、暑热等)侵袭。

【分型】

1. 外感风寒　恶寒、发热、头痛、鼻塞流涕、喷嚏、咳嗽、喉痒、口不渴、咽不红,舌苔薄白,面青黄,带滞色。

处方:揉小天心3分钟、揉乙窝风4分钟、补肾5分钟、清板门5分钟、分阴阳2分钟、清肺经3分钟、清天河水1分钟。

方义:揉小天心能通经活络,通郁散结;揉乙窝风发汗解表;补肾、清板门滋阴清热;分阴阳能调节机体阴阳平衡;清肺经,因感冒肺受邪热,故要清肺解热;清天河水为心经,主要清心经之热(清热邪)。

2. 外感风热　发热重,有汗或少汗、恶风、头痛、鼻塞、流脓涕、喷嚏、痰稠色白或黄,咽红肿痛,口干而渴,舌质红、苔黄,面带滞色。

处方:大清天河水3分钟、退六腑2分钟、揉小天心3分钟、揉乙窝风3分钟、补肾水5分钟、清板门5分钟、分阴阳2分钟(阴重)。

方义:大清天河水、退六腑能退高热(心经热和腑热);揉小天心、揉乙窝风先通经镇静,解表出汗,汗出阴亏即再补阴(补肾以滋阴),然后用清板门清热,最后用分阴阳平衡阴阳。

3. 暑热感冒　发病多在夏秋季,高热、头痛、无汗、胸闷呕吐、咽红肿痛,口干而渴,舌质红、苔黄,面带滞色。

处方:掐曲池3次、掐合谷3次、揉小天心3分钟、拇指揉乙窝风3分钟、分阴阳2分钟、清肺2分钟、清大肠1分钟、水底捞明月1分钟、退六腑 1 分钟。

随症加减：咽痛，加掐少商、掐合谷；鼻塞加黄蜂入洞。咳重，平肝清肺 2 分钟、逆运内八卦 3 分钟、揉小横纹 3 分钟、清四横纹（来回推四横纹）2 分钟（多用）。呕吐，加清补脾 3 分钟、逆运内八卦 3 分钟、清四横纹（来回推四横纹）2 分钟、推天柱骨 3 分钟、泻大肠 3 分钟。痰多，加合阴阳 2 分钟、揉丰隆 2 分钟。热退食欲不振多用运脾法。高热持续不退者，立即到医疗单位就诊，以免贻误病情。

方义：掐曲池、掐合谷能通郁散结，降肺胃大肠之热，止恶心呕吐、祛暑邪；揉小天心、揉乙窝风可以通经活络，解表清热；分阴阳能调节机体阴阳平衡；清肺可除肺胃之热，利咽止咳，通便；清大肠、退六腑清营凉血，润燥通便，退暑热；清天河水（水底捞明月）可清心热利尿，退大、小热而降体温。

【临床验案】

❀ 病例 1

患者初诊时间：2019 年 1 月 6 日；病史陈述者：其母代述；患者姓名：陈某；性别：男；年龄：10 个月。

主诉：患儿发热 1 天。

现病史：患儿于 1 天前发热，最高达 38.4℃，伴鼻塞、流涕，偶有干咳，次日即来推拿。

查体：面有新滞色。

诊断：上感。

治则：清热解表。

处方：揉小天心 3 分钟，揉乙窝风 3 分钟，补肾 5 分钟，清板门 3 分钟，分阴阳 2 分钟，清天河水 3 分钟。

方义：揉小天心、揉乙窝风能通瘀散结，透表发汗，又能镇静；补肾、清板门能滋阴清热，退体温；分阴阳能平衡阴阳，调和脏腑，退体温；清天河水可清心利尿，加强解表作用，以助疗效。

下午其母叙述昨天孩子出现泄泻症状，大便每日 5 次，呈稀便或蛋花样便。

诊断:胃肠型感冒。

治则:解表止泻。

处方:清补脾5分钟,清板门3分钟,逆运内八卦3分钟,清四横纹(来回推四横纹)2分钟,揉外劳宫3分钟,清小肠3分钟,清大肠3分钟。

方义:清补脾、逆运内八卦、清四横纹(来回推四横纹),有运脾的作用,调节中焦,助消化;清板门能退虚实热;揉外劳宫能温中散寒;清小肠、清大肠能利小便,实大便,调理肠道功能。

第二天感冒已解,大便每日2次。

处方:清补脾5分钟,清板门3分钟,逆运内八卦3分钟,清四横纹(来回推四横纹)2分钟,揉外劳宫3分钟,清大肠3分钟,清天河水3分钟。

方义同上,推3次,大便正常,每日1次。

🪷 **病例2**

初诊时间:2017年7月8日;病史陈述者:其母代述;姓名:郑某;性别:女;年龄:4岁半。

主诉:肺炎后抵抗力低,自2016年5月至7月极易感冒,伴大便干,经常服用益生菌。

现病史:患儿于2016年5月至6月反复2次肺炎住院,治疗后因反复感染致抵抗力降低,极易感冒,不敢开门窗,否则即感冒伴大便干,经常服用益生菌,也曾服用玉屏风散,疗效不明显,曾去全市多家小儿推拿诊所推拿,疗效不显著,故慕名来本所推拿。

体格检查:面带新滞色。

诊断:上感。

处方:揉小天心2分钟,揉乙窝风4分钟,补肾5分钟,揉二马2分钟,清板门4分钟,运脾5分钟,清天河水2分钟,退六腑2分钟。

方义:揉小天心、揉乙窝风解表,补肾、揉二马滋阴,清板门、运脾调中焦,清天河水泻心经之热,退六腑可退热除烦。

表证解后改扶正,停用益生菌。

处方:补脾5分钟,推上三关2分钟,补肾5分钟,揉二马2分钟,逆运内八卦3分钟,清肺2分钟,揉小横纹2分钟,揉肾纹2分钟。

讨论:患儿因两次肺炎出院后抵抗力低,不敢开窗、开门,一开就感冒,去数家诊所推拿,也服用玉屏风散,不见好转,后来我所推拿,开始有表证,解表推拿,表证解后用扶正治疗,共推14天,同时其母也在此所学习小儿推拿,自己又按此处方推拿了2个疗程,现身体恢复如常,大便也正常。2018年3月14日咨询其母,其母讲我所开展的保健治疗的确有奇效,能增强体质,祛除反复感冒之疾。

🪷 **病例3**

初诊时间:2017年3月10日;病史陈述者:其母代述;姓名:李某;性别:女;年龄:2岁。

主诉:发热数小时,体温最高达39.5℃。

现病史:发热数小时,体温最高达39.5℃,精神萎靡不振,食欲减退,无明显发冷,寒战及鼻塞流涕。

查体:面有滞色,咽赤,心肺(-)。

血常规:白细胞1.83×10^9/L。

治疗:到烟台某医院就诊,诊断为上感。

处理:①新癀片及金莲清热泡腾片。②头孢克肟口服(因静脉点滴头孢做皮试过敏,故医生改为口服)。次日体温未见明显好转,再次去烟台另一家医院就诊,查白细胞:1.70×10^9/L,诊断为上感,处理同上。

第三天,患者发热不见好转,又去医院就诊,查体扁桃体肿大,有脓,诊断为化脓性扁桃体炎,治疗用新癀片及金莲清热泡腾片,到晚上体温下降到35.6℃,全身虚汗,衣服湿透,紧急电话请我会诊,我考虑患者体温退得过快,现有虚脱,应输液,但晚上不方便,改为口服补液盐,无药只好配0.9%的生理盐水,100ml水加10g糖,最好是葡萄糖。

处方:补肾4分钟,揉二马3分钟,补脾4分钟,揉肾顶1分钟,揉肾纹1分钟,逆运内八卦3分钟,清四横纹(来回推四横纹)2分钟。

手法慢,30~40次/min,时间需要长,共50分钟,主要手法为补肾、揉二马。

方义:补肾、揉二马滋阴,补脾补虚扶弱,揉肾顶、揉肾纹引内热外行,逆运内八卦调中和气血,清四横纹(来回推四横纹)清上下焦之热,若当时用推上三关、退六腑(比例 3 : 1),其效果会更好。因推上三关是大热,六腑是大寒,二者相配对,阴阳平衡,疗效更著。共推 3 天,病情稳定,更改处方:补肾 5 分钟,揉二马 3 分钟,补脾 3 分钟,推上三关 1 分钟,逆运内八卦 3 分钟,清四横纹(来回推四横纹)2 分钟,揉肾纹 2 分钟,揉肾顶 3 分钟,清天河水 1 分钟。

方义:补肾、揉二马滋阴,补脾、推上三关补虚扶弱,逆运内八卦、清四横纹(来回推四横纹)和中,揉肾纹引热外行,揉肾顶固表止汗,清天河水清心经之热,共用 14 天。

讨论:患儿首次就诊是面有新滞,咽赤,心肺(-),上感诊断无疑,上感多数为病毒,也可是细菌感染,偶见支原体感染,此患儿查血常规白细胞很高,支持为细菌感染,当地医院药用头孢静脉点滴是正确的,但因皮试过敏,改为口服,其力减弱,故病情未控制,继续发展为急性化脓性扁桃体炎,因其母过急退热,先后用中药退热药新癀片及金莲清热泡腾片,后者含有石膏、知母,是白虎汤中的两位主药,退热显著,使体温下降过猛、过快,出汗过多,衣服都湿透,中医认为汗多亡阳,西医相当于由脱水引起的萎靡不振,危险很大,本应静脉输液,晚上不便,只好口服补液,其母是小儿推拿医生,及时推拿治疗。此类患儿选穴也应得当,应先滋阴,然后通阳清热,所以效果显著,经过 3 天的治疗,病情稳定后进行保健治疗,使患儿的体质恢复,2018 年 3 月 8 日电话咨询后又感冒过一次,经中药及推拿治疗控制,现患儿健康、活泼、可爱。

经验教训:发热是机体对微生物的对抗,一般 38.5℃ 以下不要急于退热,38.5℃ 以上应退热,但不要退得过快、过低,尤其是细菌感染,否则邪易入里,可由上感转成支气管炎或支气管肺炎,此患儿即由咽峡炎转成化脓性扁桃体炎。

第二节 咳 嗽

【病因】分为外感、内伤两种。外感咳嗽因外邪入肺,肺气不宣致咳嗽;内伤咳嗽因小儿素体虚弱,脾虚生痰,上贮于肺,肺失清肃而咳,或病后抵抗力下降,肺气不足或他脏之病,均可影响及肺,而发为咳嗽。

【分型】

1. 外感咳嗽　有外感症状伴偶咳或阵咳,有痰或少痰,胸闷等。

处方:揉乙窝风1分钟、清肺2分钟、逆运内八卦3分钟、揉小横纹4分钟、清四横纹(来回推四横纹)1分钟、清补脾3分钟、清天河水1分钟。

方义:揉乙窝风和清肺能治感冒;清补脾、逆运内八卦、清四横纹(来回推四横纹)可调中和胃保中焦;揉小横纹可肃肺消炎,祛上下焦之热;清天河水能清虚实热,泻心火。

2. 内伤咳嗽　多见于体虚患儿,发热后咳嗽,或痰多,或干咳。

处方:揉小天心2分钟,补脾5分钟、补肾5分钟、清板门5分钟、分阴阳2分钟、按揉肺俞1分钟,清肺3分钟、逆运内八卦3分钟、揉小横纹3分钟、揉肾纹1分钟,清四横纹(来回推四横纹)2分钟、清天河水2分钟,揉丰隆1分钟。

方义:揉小天心、补脾、补肾、清板门可治病后体虚以扶正;分阴阳、按揉肺俞、清肺、揉小横纹、揉肾纹、清天河水可调节阴阳平衡,揉小横纹肃肺消炎,揉肾纹引虚实邪外行;逆运内八卦、清四横纹(来回推四横纹)、揉丰隆可健脾祛湿化痰。

【临床验案】

姓名:祁某;性别:男;年龄:3岁半。

主诉:诊断中耳炎4天,咳嗽数天。

现病史:患儿于4天前因发热咳嗽后引起耳朵痛,经医院诊断为中耳炎,给予头孢静脉注射4天,但咳嗽一直不好,咳嗽有痰,故来我处推拿。

体格检查:面为陈滞色,下眼睑发暗,鼻梁发青,嘴唇发红。

诊断:咳嗽—脾虚痰湿。

治则:滋阴清热,化痰止咳。

处方：补肾5分钟，揉二马3分钟，清板门3分钟，揉小天心2分钟，揉乙窝风1分钟，清补脾5分钟，清肺2分钟，逆运内八卦3分钟，揉小横纹5分钟，清四横纹（来回推四横纹）4分钟，清大肠2分钟，清天河水2分钟。

方义：补肾、揉二马滋阴；揉小天心、揉乙窝风解表；清板门、清补脾、逆运内八卦、清四横纹（来回推四横纹）有运脾作用，既能化湿祛痰、止咳，又能清脾燥湿，健脾和胃；揉小横纹，肃肺止咳；清肺、清大肠，清肺通便，止咳化痰；清天河水清心经之热，利小便、利湿。

治疗经过：第一天处方同上，第二天、第三天未解表，去掉揉乙窝风，推拿三天后，偶尔咳嗽有声，停止推拿。

第三节　急　惊　风

惊风又称"惊厥"，俗称"抽风"，是小儿常见病症，分急、慢两种，这里仅谈高热惊厥。

【病因】外感时邪（风热时邪、暑邪、疫邪），以热邪为主。

【分型】

1. 风热时邪　发热头痛，气粗，流黄涕，咽赤肿痛，烦躁，神昏，抽搐。多于发热第一天出现惊厥、抽搐。感暑邪者多在夏秋季，发热头痛、胸闷，精神倦怠，无力或惊厥抽搐。

2. 外感疫邪　发病急暴、高热神昏、烦躁不安、惊厥抽搐、舌质红、苔黄厚。此证传染性强，不适合推拿治疗，快速到医院就诊，以免耽误治疗。

【处方】无论什么原因造成的惊风，见抽搐先要开窍醒神，掐人中、掐十宣、掐老龙等穴，有条件的先吸氧、降温，止抽搐。物理降温：用温水擦拭额头、大动脉、腋下、腹股沟、手脚心，再用揉小天心、分阴阳、补肾、大清天河水等。如再抽搐，及时送医院进一步检查，以免延误治疗。

【方义】掐人中、掐十宣、掐老龙等均为强刺激；揉小天心通经活络；分阴阳、补肾有调节阴阳平衡，滋阴作用；大清天河水有清心经之热作用。

【临床验案】

姓名:李某,性别:女,年龄:5 岁。

主诉:因发热 1 天,在家测体温 38.7℃(是本院同事的外孙女),来我所推拿。

查体:面有新滞色,咽赤,心肺阴性。

诊断:上感并高热惊厥。

治则:解表清热。

穴位:揉小天心穴 3 分钟,揉乙窝风穴 3 分钟,推补肾水穴 7 分钟,清板门穴 3 分钟,分阴阳 2 分钟,逆运内八卦 3 分钟,清四横纹(来回推四横纹)2 分钟,清肺 1 分钟,泻大肠 1 分钟,退六腑 2 分钟,清天河水 2 分钟。

推拿的过程中突然抽搐,眼向上翻,头向后仰,我忙给掐人中约 1.5 分钟,停止抽搐,转医院急诊室,医院诊为外感并高热惊厥。处理:肌内注射退烧针,静脉滴先锋 V,次日退热,以后无类似症状发作。

讨论:退休前我院儿科门诊有规定,发热来就诊的患儿,让护士先测体温,≥38.5℃,即刻肌注阿尼利定(安痛定)退热,然后再请医生看病,看来此规定是对的,在我这开诊 20 余年的小儿推拿诊所就遇到 2 例高热抽风,发热是机体对微生物的对抗,不急于退热,但体温≥38.5℃应退热,否则部分患儿可发生抽风,同时发热过高对机体损伤很大,尤其大脑长时间高热对其有损害,但体温不要退得过快。

高热抽风的处理:①急掐人中或眶上孔(眶上切迹);②立即用安痛定肌内注射;③用解热镇痛剂:对乙酰氨基酚滴剂,口腔滴入,是方便有效的药物;④吸氧。

一般高热抽风只抽一次者,给予紧急处理即可很快停止,一般不反复发作,预后好。若反复多次的发作,常为复杂疾病,如原有癫痫,高热时可诱发。可反复发作或每次抽搐,时间很长,尤其癫痫大发作,又称癫痫持续状态,发作持续 30 分钟以上,或反复发作持续 30

分钟,发作间歇期意识不恢复者,可危及生命,应急转神经内科诊治(转前应先用镇静药使抽搐停止,否则途中有危险)。另外,偶患脑炎或脑膜炎,常可以高热抽风发病,所以发热患者应常规查颈项是否有抵抗,并查脑膜刺激征及病理反应,若阳性或可疑就应请有关科室会诊,以免误诊,造成医疗事故。

第四节 痫 症

【病因】病因比较复杂,中医认为不外乎顽痰内伏、暴受惊恐、惊风、脑外伤等引起本病。

【症状】猝然仆倒,不省人事,四肢抽搐,项背强直,口吐涎沫,牙关紧闭,目睛上视,瞳孔散大,对光反射迟钝或消失,反复发作可自行缓解,若日久频发,则可并发健忘、痴呆等症。发病前有先兆症状,发病可有诱因,脑电图表现异常。

【处方】

1. 发作时(治标) 豁痰顺气、息风开窍。掐人中、掐中冲、掐仆参(或口咬)以醒神开窍。继揉小天心 5 分钟、补肾 5 分钟、揉二马 3 分钟、揉膊阳池 2 分钟、补脾 5 分钟、揉丰隆 2 分钟、退六腑 3 分钟。醒后休息。

2. 平时要用扶正法 补肾 5 分钟、揉二马 2 分钟、补脾 5 分钟、推三关 3 分钟、逆运内八卦 2 分钟、清四横纹(来回推四横纹)2 分钟、揉肾纹 1 分钟、揉肾顶 2 分钟。清天河水 1 分钟,每日 1 次,14 次为一个疗程,中间休息 2~3 天,继第二个疗程,推几个疗程据病情而定。

【方义】发作时豁痰顺气,用掐人中、掐中冲、掐仆参(或口咬)醒神开窍,仆参刺激强,可开窍醒神,急救用(祛邪祟);揉小天心、补肾、揉二马、揉膊阳池能滋阴镇静、补气;补脾、揉丰隆可健脾化痰;退六腑可泻热保阴。

平时要坚持推补肾、揉二马,二穴能扶正,壮肾系;补脾、推上三关可以调和气血,脾为后天之本;逆运内八卦、清四横纹(来回推四横纹)能调节中焦;揉肾纹可以引虚实邪外行;揉肾顶能固表止汗;

清天河水可以清心经之热。

第五节　夜　啼

夜啼是指婴幼儿入夜啼哭,时哭时止或每夜定时啼哭,甚至通宵达旦,白天安睡的一种病症。古人称儿啼,民间俗称"夜哭郎"或"哭夜郎",患此病有时持续数日或数月,多见于新生儿及6个月内小儿。

【病因】

1. 环境改变　小儿初生,由胎内转为胎外,环境不适应,当寐不寐,时时哭闹,这种随时间推移逐渐适应即愈。

2. 不良习惯　如夜间开灯而寐,摇篮中摇摆而寐,怀抱而寐,边走边拍而寐等,一旦条件改变,则啼哭不止。

3. 心热、惊恐、肝火旺,或先天脏气失和,或喂养调护失宜,而致热扰心神、气机逆乱、脾寒气滞等诸因素皆可使夜啼不止。

治疗应调整脏腑的虚实寒热,使脏气安和、血脉调匀,则啼哭乃止。

【分型】

1. 脾寒气滞　入夜啼哭,睡时俯卧,屈腰而啼,哭声低弱,面色青白,鼻唇沟青,四肢欠温,得热则舒,纳呆,大便溏薄,小便清,舌质淡红,苔薄白。

治疗:温中散寒,理脾止痛。

处方:主穴:补脾5分钟、清板门3分钟、揉乙窝风(中指揉)2分钟、揉外劳宫2分钟、逆运内八卦2分钟、清四横纹(来回推四横纹)2分钟、清大肠2分钟、按揉足三里2~3次、推上三关1分钟;配穴:揉小天心3分钟、分阴阳2分钟、补肾5分钟、清天河水1分钟。

方义:补脾、清板门、揉乙窝风、揉外劳宫能调节脾胃,温中散寒,止腹痛;逆运内八卦、清四横纹(来回推四横纹)、清大肠可以调节肠蠕动而消胀;按揉足三里能调节胃肠蠕动,加强吸收功能;推上三关,补之可使面色红润;揉小天心、分阴阳可调节心神,安神镇惊;补肾、清天河水可滋阴、大补元气,又可安神、清心经之热。

2. 心热内扰 睡喜仰卧,哭声响亮,入夜儿啼,见灯则啼哭加重,面赤唇红,烦躁不安,便秘溲赤,舌尖红,舌苔黄。

治则:清心泻火、镇静安神。

处方:揉小天心5分钟、揉总筋3分钟、大清天河水2分钟、清小肠3分钟、清肝经3分钟、分阴阳2分钟、补肾5分钟。

方义:揉小天心、揉总筋、大清天河水、清小肠都可清心经热;热扰神明多由小儿情志不遂,气郁化火引起,故多心肝火旺,配清肝经以泻肝热,分阴阳可平衡阴阳,补肾可滋肾水以济心火,数穴同用共奏清心泻肝,平衡阴阳,镇静安神之功。

3. 惊恐 睡中惊惕不安,神色恐惧,惊哭惊叫,稍闻响声则惊惕不已,面、唇色乍青乍白,喜抚抱,舌无变化。

治则:镇静安神、镇惊止啼。

处方:揉小天心8分钟、分阴阳2分钟、补肾水6分钟、大清天河水3分钟、平肝2分钟。

症状加减:待惊恐症状好转后加清补脾3分钟、逆运内八卦3分钟、清四横纹(来回推四横纹)2分钟,以调中和胃。

方义:揉小天心、分阴阳、补肾、大清天河水,这组穴是安神镇静、镇惊要穴;平肝可泻肝胆之火,开郁除烦,安神镇惊。

4. 乳食积滞 山根青筋横截,鼻准暗无泽,夜间阵发性哭闹,脘腹胀满拒按,烦躁不安,辗转不宁,时有呕吐,大便稀溏或秘结,吐物及大便酸臭,舌苔厚。

治则:健脾和胃,消积宁神。

处方:揉小天心3分钟、分阴阳3分钟、清补脾5分钟、清板门5分钟、逆运内八卦3分钟、清四横纹(来回推四横纹)2分钟、清肺3分钟、清大肠3分钟、补肾3分钟、清天河水2分钟、掐揉左侧足三里5~7次。

方义:揉小天心能开郁散结,畅通经络,又能安神镇静,清热利尿;清补脾、清板门可清脾胃之热而调其本脏功能;逆运内八卦、清四横纹(来回推四横纹)、清肺、清大肠、掐揉足三里可调中和胃,消食导滞,消胀通便,调和肠腑;揉小天心、分阴阳、补肾、清天河水可清心除烦,镇静镇惊,巩固疗效。

体会:夜啼不管什么原因所致,先给予安神镇静,疾病去一大半。

【临床验案】

姓名:冯某,性别:男,年龄:3 岁,初诊日期:1987 年 9 月 2 日。

其母代述病史:患儿每夜啼哭已半年,厉害时每半小时至 1 小时哭闹一次,每次 2~3 小时,哭声响亮,不能开灯,开灯啼哭更厉害。

查体:面赤唇红,烦躁不安,舌尖红,舌苔黄,大便干。

诊断:夜啼(心脾热)。

治则:清心泻火,安神镇静。

处方:揉小天心 5 分钟,揉总筋 3 分钟,大清天河水 2 分钟,清小肠 3 分钟,清肝经 3 分钟,分阴阳 2 分钟,补肾 5 分钟,清脾 5 分钟。

方义:揉小天心可通经活络,安神镇静;揉总筋、大清天河水、清小肠、清肝经能泻心火,利小便,引心火下行;分阴阳可调节脏腑平衡阴阳;补肾可滋阴降火,以水制火;唇红为心脾热,故清脾,上方用 3 次后改清补脾。

总结:连续推拿 3 次后已能整夜安睡,推拿 9 次后痊愈,半年后随访未犯病。

第六节 哮 喘

哮喘是小儿时期常见的一种以发作性哮鸣气促、呼气延长为特征的肺部疾患。以呼吸急促、张口抬肩、不能平卧为喘,喘时喉中有吼声谓之哮。喘未必兼哮,哮必定兼喘,临床统称哮喘。春秋季节多见,常反复发作,气候骤变而诱发,以夜间及清晨居多,病程越长对患儿影响越大。随着小儿生长发育,发作逐渐减少,最后可痊愈。

【病因】常见的病因有诱发因素、遗传因素、体质因素三类。

【治疗原则】哮喘为邪实正虚之证。治疗应区别脏腑之所属,了解肺脾肾的主次,邪实当分寒痰、热痰之不同,正虚应审阴阳之偏虚。治疗则根据"发时治标,平时治本"的原则。大家都清楚哮喘病发作症状急,且喘息重,手法治疗慢,发作期效果不理想,因解痉、止喘西医效果快,但在缓解期或恢复期推拿效果明显。即扶正治疗:以扶脾益肾,补土生金为主,调理脏腑功能,祛除生痰之因,以减少或防止发作,达到治本的目的。可适当配合活血化瘀改善微循环障碍,增强免疫功能,达到预防之目的,同时多种方法综合治疗。重症应中西医结合治疗,以提高疗效。

【扶正治疗】

1. 脾肺气虚　面色㿠白无泽,鼻色青暗,气短懒言,语声低微,倦怠无力,自汗盗汗,怕冷,四肢不温。

治则:补脾益肺、益气固表。

处方:(主)补脾 5 分钟、补肺 3 分钟、揉外劳宫 3 分钟、推上三关 2 分钟、补肾 5 分钟、揉二马 2 分钟、逆运内八卦 3 分钟、清四横纹(来回推四横纹)2 分钟、揉小横纹 3 分钟、清肺 2 分钟、清天河水 1 分钟,(配)揉肾顶 2 分钟。

方义:补脾、补肺、揉外劳宫、推上三关可补中益气,补虚扶弱,补血生肌,和血生血,改变面色;补肾、揉二马有助脾阳的作用,可补肾益气,益脑益神,助肾阳,大补元气;逆运内八卦、揉小横纹、清四横纹(来回推四横纹)、清肺有肃肺作用,又可消湿性啰音;肾顶可固表止汗、收敛元气;清天河水可清心利尿,巩固疗效。

2. 脾虚气弱　咳嗽痰多,食少脘痞,面黄,鼻色黄暗,鼻梁青暗无泽,大便稀,肌肉消瘦,倦怠乏力,舌色淡少苔。

治则:健脾化痰。

处方:补脾 5 分钟、清板门 3 分钟、揉外劳宫 2 分钟、补肾 5 分钟、清肺 3 分钟、揉小横纹 2 分钟、逆运内八卦 3 分钟、清四横纹(来回推四横纹)2 分钟、清天河水 1 分钟、掐揉足三里 3~7 次、推上三关 2 分钟。

方义:补脾、清板门、揉外劳宫、掐揉足三里均有补脾和胃、补本脏的作用,可助脾运、进饮食,助消化吸收,改变肌肉无力,止咳化痰,改善机体一般状况,加推上三关可补虚扶弱,补血生肌;补肾可滋阴,改善机体体液循环,能大补元气,助脾阳;逆运内八卦、清四横纹(来回推四横纹)、揉小横纹、清肺有肃肺作用,又可消湿性啰音;清天河水可清心利尿,巩固疗效。

3. 肾不纳气　面色㿠白或青灰无泽,耳垂青灰,形寒肢冷,下肢不温,腰膝酸软,脚软无力,动则心悸气短,小便清长或夜间遗尿,舌苔薄白。

治则:补肾固本。

处方:补肾8分钟、揉二马3分钟、补脾5分钟、推上三关2分钟、逆运内八卦3分钟、清四横纹(来回推四横纹)2分钟、揉外劳宫3分钟、拿列缺3~5次、清天河水2分钟。

方义:补肾、揉二马可大补元气,又能滋阴潜阳,改变面色及脚软无力;揉外劳宫可温中散寒,改变大便的色绿及黏滞状态,逐渐改善遗尿;补脾、推上三关、逆运内八卦、清四横纹(来回推四横纹)既可补虚扶弱,补血生肌,助肾阳,又能调中行气,助消化以固后天之本;拿列缺可引上焦热下行,改变下肢皮温;清天河水清心利尿,巩固疗效。

【哮喘发作期的治疗】

主穴:揉小天心、清肺、逆运内八卦、揉小横纹、清四横纹(来回推四横纹)、清天河水。随证加减:

肺气虚弱:清肺前加补脾、推上三关、揉外劳宫、掐揉足三里、补肾、揉二马。

脾气虚弱:主穴加补脾、清板门、揉外劳宫、揉足三里、补肾、揉二马。

肾不纳气:主穴加补肾、揉二马、补脾、拿列缺。

体会:哮喘急性期,推拿手法治疗效果不显著,但在缓解期或恢复期,扶正治疗效果显著。扶正推拿每天1次,14次为1疗程,1疗程后身体有所恢复,一般可延长发作期间隔,2~5个疗程可痊愈。

【临床验案】

姓名:彭某,性别:男,年龄:6岁5个月,就诊时间:2014年12月29日。

陈述人:患儿母亲。

主诉:咳嗽、气促2天。

现病史:患儿2天前无明显诱因出现咳嗽,呈阵发性,晨起时明显,咳嗽较剧,咳嗽时觉喉中有痰,伴气促,到医院雾化治疗1次,知有小儿推拿,遂来就诊。刻诊:咳嗽,呼吸急促,喉中有痰,略有胸闷,平素易汗出,食少脘痞,倦怠乏力,大便溏薄,无发热、呕吐。

既往史:患儿素常感冒,2012年元旦前因咳喘到医院检查,诊断为"支气管哮喘",住院输液配合雾化治疗3天,症状消失。后每逢换季会有不同程度咳嗽、胸闷、气急等表现,到医院一般雾化治疗2~3次可缓解,进入11月份来已有3次相似表现。有湿疹病史,无支气管肺炎、过敏性鼻炎等病史。

个人史:本地出生,按计划预防接种,饮食无不良嗜好,无手术、外伤史,否认食物、药物过敏史,生活规律。

查体:神志清楚,精神欠佳,略偏瘦,面色萎黄,下睑色暗,鼻准色黄,鼻翼无煽动,呼吸未闻及痰鸣音,双肺呼吸音粗,未闻及哮鸣音,舌淡苔薄白,脉细弱。

诊断:哮喘缓解期。

辨证分型:脾虚气弱。

西医诊断:支气管哮喘慢性持续期。

治法:益气健脾,化痰止咳。

处方:揉小天心1分钟,清板门1分钟,运脾8分钟,补肾2分钟,揉二马2分钟,揉小横纹4分钟,清肺平肝4分钟,推上三关3分钟,分腹阴阳25次,捏脊5次,掐揉足三里7次。

每天一次,连推14天,休息2天。

按方推拿,2天后胸闷消除,精神转佳;3天后咳嗽、喘促减轻;5天后鼻准色黄减轻,面色开始从鼻部向四周转变为白中透红且润泽,大便正常;9天后妈妈述最近有力气了,送上学下车就跑,不似以前慢吞吞的,面色红润的面积更大了,且开始蜕皮,萎黄的面皮退下后,显露出润泽红嫩的新生皮肤,舌淡红、苔薄白;14天喉中痰消,颧腮部面色红润光泽,自述愿意吃饭,自汗明显减轻,下睑仍暗。

第 17 天,调方:运脾 8 分钟,补肾 5 分钟,揉二马 2 分钟,清肺平肝 2 分钟,推上三关 3 分钟,分腹阴阳 25 次,捏脊 5 次,掐揉足三里 7 次。

继续每天一次,连推 14 天,休息 2 天。

逐日推拿,患儿日渐好转,期间又受凉,但未出现明显哮喘发作表现,仅是咳嗽、鼻涕,没有气促、胸闷等症状,2 天后即恢复。又 14 天结束,患儿咳嗽、自汗、食欲不振、倦怠等症状消除,活泼好动,面部蜕皮一遍,面色红润,舌淡红、苔薄白。

为巩固疗效,按健脾保肺法行保健推拿,处方:补脾 8 分钟,清板门 5 分钟,揉外劳宫 5 分钟,补肾 5 分钟,清肺 3 分钟,清天河水 1 分钟,捏脊 5 次,揉足三里 7 次。隔天一次,连推 14 次,休息 3 天,再 3 天一次,推 9 次。

经过 3 个月的治疗调理,患儿诸症全消。嘱患儿家长平时注意给患儿避风寒,按季节增减衣服,及时处理汗出;调节饮食,荤素搭配,勿过饥过饱,多饮温开水,保持大便通畅;养成良好的生活起居习惯,早睡眠,少用电子产品;多运动,增强体质;远离过敏原。教会家长捏脊、按揉足三里、搓揉涌泉手法,每日临睡前为患儿操作,不间断。多次随访,家长如法调护,随年龄增长,患儿体质日益增强,哮喘至今未再复发。

案例分析:哮喘分为发作期和缓解期,两个时期出现的症状不同,急性发作时多出现实证征象,缓解阶段多表现为虚象,治宜宗"急者治其标、缓者治其本"的原则。

本例患儿有哮喘病史,有反复发作喘息、咳嗽、气促、胸闷的过程,诊断为哮喘不难。但没有急性发作的突然性,也没有明显的呼吸困难、喉中痰鸣音、三凹征、双肺听诊哮鸣音等表现,故在缓解期。缓解期主要是分辨哮喘本的虚衰,肺为气之主,肾为气之根;肺为贮痰之器,脾为生痰之源,其发病与肺、脾、肾三脏腑皆有关。此时应辨清是哪一脏虚,还是两脏虚,甚至三脏皆虚,以哪脏为主,即区别是肺虚、脾虚、肾虚,还是肺脾肾俱虚。

肺主气、司呼吸,开窍于鼻,外合皮毛,肺气虚,表现为经常感冒,咳嗽,流涕,多汗。脾主运化、主肌肉,脾虚者食纳减退,消瘦,浮肿,无力,面色㿠白,鼻衄,舌虚胖。肾藏精,主骨、生髓、通于脑,肾虚者往往腰脊伛偻,脑力衰减,头眩健忘,这些现象见于某些迁延或反复发作的哮喘儿童,小儿哮喘肾虚时多出现形体干瘪、脸色乌黑、舌红或带紫斑等肾阴虚征象。

本例患儿易患感冒、自汗、咳嗽、喘促,看似病在肺,但患儿食少脘痞,倦怠乏力,大便溏薄,舌淡,精神不振,偏瘦,面色萎黄,下眼睑色暗,则是一派脾气不足的表现,为本案例病因病机之本。脾主运化,化生水谷精微,营养全身。脾气虚,运化无权,饮食不下,则食少便溏;水谷精微不能营养周身,则身体偏瘦。水谷精微化生气血,为神志活动的基础,并濡养周身,脾虚气血生化乏源,神失所养则精神不振;气血不能上荣头目则面色萎黄;鼻准部为脾之外候,脾愈虚,其色黄愈明显;胞睑属脾,失于血之濡润则色暗无泽;舌体血色不充则淡。脾土为肺金之母,脾虚日久,土不生金,且脾化生气血津液,肺主气主行水,脾虚日久累及于肺,故有易患感冒、自汗、咳嗽、喘促等肺脏症状。

临床上西医对于支气管哮喘主要采用激素等控制病情为主,但长时间使用西药容易产生耐药性及不良反应,影响疗效。而处于非急性发作期间的哮喘患儿,体内外常伴有随时可诱发哮喘发作的因素,单纯依靠激素和支气管扩张剂吸入治疗,没有从根本上解决问题,只能缓解症状。长期吸入激素,也会对小儿生长发育造成不同程度的影响。对支气管哮喘患儿,非急性期单纯靠激素吸入治疗有很大的个体差异性,而且因为担心激素的副作用,患儿总体治疗依从性较差,因此较多患儿病情得不到有效控制。

实际上,对哮喘病的治疗,根本之处在于增强患儿体质,提高免疫力、抵抗力。小儿脏腑娇嫩,形气未充,无论形体方面,还是功能方面都处于一种相对不足的状态,故容易感邪而发病,尤其表现在肺脾等疾病上。肺本为娇脏,小儿肺脏更为娇嫩,卫表不固,痰饮留伏,易受外邪侵袭,邪入肺系阻塞气道,气使痰升,痰随气阻,致气机升降障碍,则产生咳、喘、气促等症状,发为哮喘。而本例患儿系脾虚日久累及于肺,脾虚为病之本,肺虚为其次,且处于哮喘缓解期,即西医支气管哮喘慢性持续期,缓则治其本,故宜治脾为主。

方中揉小天心可通窍散瘀,又能畅通全身经络,并有安神、定惊、通窍等作用,归纳起来本穴主要作用就是镇静、通经,对于痰阻气逆之哮喘,可疏导气机,通行津液而化痰,并有一定止咳平喘作用。但其化痰止咳平喘是间接作用,用本穴的目的是通经行气血,镇静除亢奋,为后续治疗打下基础,故时间不长,仅1分钟。本穴各家操作手法不一,一般多用捣法,但根据临床实践,揉法的疗效胜于捣法。

板门即胃,有清热凉膈作用,又能升降,可防痰气郁久化热,用清法可使胃气得降,与补脾配合,则中焦枢纽升降有序,辅助运化内阻之痰,1分钟即可。

运脾即补脾+逆运内八卦+清四横纹(来回推四横纹),为小儿推拿术组之一。其中补脾功用为补虚扶弱,补血生肌,进饮食,化痰涎等;清四横纹(来回推四横纹)可调中行气,清腹部膨胀,散瘀结等;逆运内八卦可和中利膈,顺气行痰,清宿食,降胃逆等。内八卦顺运可使气上逆,逆运可使气下降,临床多采用逆运法,对患儿痰多喉有痰鸣音者,有宽胸利膈、降痰作用;如胸满腹胀,食欲不振,逆运本穴有和中健胃,消食消胀作用。三穴合用,可补脾气,助运化,化生水谷精微,营脏腑,养四旁,并可补其子肺金之虚。脾健不在补、贵在运,运脾为本证治疗之根本,故推时宜长。

痰之形成,与肺脾肾三脏均有密切关系,兼之脾虚及肺,日久会影响到肾,故补肾、揉二马,大补元气,滋阴潜阳,一则预防肾虚使哮喘更甚,二则下元稳固可以资助脾肺,使脾肺之气更易得到补益。

小横纹穴功用宣肃肺气,化痰涎,并有疏肝郁的作用,为治疗喘咳主穴,针对本病咳嗽、气促而治。

清肺可利咽止咳,顺气化痰;泻肝可平肝泻火,疏肝理气。二者合用,称清肺平肝,可降肺气止咳、祛痰。因本证以虚为主,故不宜过多清泻,用时宜短。

三关穴功用助气通阳,活血,培补元气等,有助气活血作用,再与补脾土穴配合使用,疗效更好,加强补脾益气作用。

分腹阴阳能健脾理气,降气,消食;捏脊可调阴阳,理气血,和脏腑,通经络,久捏可增进食欲,提高机体免疫力、抵抗力。5属土,5次、25次皆为补脾之意。足三里为强壮要穴,可调理脾胃,补中益气,通经活络,增强人体免疫力,7属火,为益火生土之意。

连推14天,咳嗽、喘促、喉中有痰等症状消除后,只用清肺平肝稍做清泻,其余全部用补法,加大补肾力度。

本例患儿通过补脾补肾,气血上荣头目,使得面部褪去萎黄之表皮,新生红润鲜嫩皮肤,临证中较为罕见,但也证明了小儿推拿实实在在的作用。

体会:哮喘或喘息性支气管炎,在治疗过程中可因感冒或其他原因突然喘憋加重,应马上请西医小儿科会诊,否则有窒息死亡的危险。

第七节　呕　吐

呕吐是小儿时期的一种常见消化系统病症,很多疾病过程中均可出现。其基本病机主要由于胃失和降,气逆于上所致,以乳食由胃经口而出为特征。

【病因】多种原因可致呕吐,常见外感因素、食伤因素、情志因素、正虚因素等。先天禀赋不足,脾胃素虚,中阳不足或乳母平时喜食寒凉生冷之品,乳汁寒薄,儿食其乳,脾胃受寒或小儿恣食生冷瓜果,冷积中脘或药物寒凉攻伐太过,损伤脾胃致脾胃虚寒,胃气上逆而呕吐。较大儿情志失和,如环境不适,所欲不遂或被打骂均可致情志怫郁,肝气不舒,横逆于胃,气随上逆而呕吐。小儿呕吐的病变脏腑主要在胃,与肝脾密切相关。无论外感、伤食、正虚、情志所致,其共同的病理变化,都是在脾胃肝三者通降失和。

【症状】乳食痰涎等从胃中上涌,经口而出,伴有嗳腐食臭,恶心纳呆,胃脘胀闷。有乳食不节,饮食不洁,感受时邪,情志不畅,惊恐、惊吓等病史。注意:重症呕吐者,有阴伤液竭之象,如饮食难进,形体消瘦,神萎烦渴,皮肤干瘪、囟门及眼眶下陷,啼哭无泪,口唇干红,呼吸深长,甚至尿少或无尿,神昏抽搐,脉微细欲绝等应及时送医院就诊,症状重者不适合推拿治疗。

【治则】外邪犯胃呕吐者,宜疏邪解表;饮食伤胃呕吐者,宜消食导滞;胃热呕吐者,宜清热和胃;胃寒呕吐者,宜温中散寒;惊恐呕吐者,宜平肝镇惊。

【分型】

1. 伤食吐　口吐乳片或宿食,气味酸馊,不欲饮食,腹痛腹胀,身体阵阵发热,舌苔厚腻。

处方:揉小天心 3 分钟、清板门 4 分钟、逆运内八卦 3 分钟、清四横纹(来回推四横纹)2 分钟、分阴阳 2 分钟、清补脾 5 分钟、清肺 3 分钟、清大肠 3 分钟、清天河水 2 分钟、推天柱骨 2 分钟。

方义:揉小天心、清补脾、清板门可通瘀散结,镇静清热,清脾胃积滞而退热;分阴阳、逆运内八卦、清四横纹(来回推四横纹)可调和阴阳,平衡脏腑,恢复脾胃之功能,调中行气,引脏腑热外行;清肺、清大肠可通便消积滞而止呕吐;推天柱骨可清上焦热止呕吐;清天河水可退热除烦、利尿镇静。

2. 寒吐　吐物不化,清稀无臭,形寒肢冷,腹痛绵绵,肠鸣即吐,泻物清稀。

处方:补脾 5 分钟、中指揉乙窝风 2 分钟、揉外劳宫 3 分钟、清板门 3 分钟,分阴阳 2 分钟,逆运内八卦 3 分钟、清四横纹(来回推四横纹)2 分钟、清天河水 2 分钟,推天柱骨 2 分钟。

方义:补脾、揉乙窝风、揉外劳宫可温中散寒,助脾阳,调中止呕,止腹痛,除形寒肢冷;逆运内八卦、清四横纹(来回推四横纹)、清板门可和中降逆,退潮热,止呕吐;推天柱骨可清热止呕;清天河水可清热,除烦利尿,巩固疗效;分阴阳可调节机体阴阳,平衡脏腑而止吐。如见面滞,加解表穴治外感。

3. 热吐　食入即吐,吐物如黄黏水,酸臭或苦味,口渴喜冷饮,烦躁少寐,小便短赤,身热面赤。

处方:揉小天心 3 分钟、清补脾 5 分钟、清板门 5 分钟、逆运内八卦 3 分钟、清四横纹(来回推四横纹)4 分钟、退六腑 3 分钟、补肾 5

分钟、揉二马2分钟、分阴阳2分钟（阴重）、大清天河水2分钟、清肺3分钟、泻大肠3分钟、推天柱骨2分钟。

方义：揉小天心、大清天河水可通经络、清热利尿、安神镇静除烦；清补脾、清板门、逆运内八卦、清四横纹（来回推四横纹）可清脾胃湿热、和中止吐，加强脾胃功能，又能调中消胀、止呕；清肺、退六腑、泻大肠能通泄大便，即引热下行；推天柱骨止吐；补肾、揉二马可滋阴潜阳，大补元气；分阴阳可平衡阴阳，和胃止吐。

4. 惊吐　暴发呕吐或频吐清涎，身热心烦，神志紧张，睡卧不宁，面色青白。

处方：分阴阳2分钟、揉小天心3分钟、补肾5分钟、揉二马3分钟、清板门3分钟、逆运内八卦3分钟、清四横纹（来回推四横纹）2分钟、大清天河水3分钟、掐揉五指节3~5次、推天柱骨2分钟。

方义：揉小天心、分阴阳、补肾、揉二马、大清天河水可镇静、镇惊，清热除烦，使精神情志恢复正常；清板门、逆运内八卦、清四横纹（来回推四横纹）、推天柱骨可清热和中，降逆止吐；掐揉五指节可镇静安神。

【临床验案】

❀ 病例1

姓名：张某，性别：男，年龄：5岁7个月，就诊时间：2017年1月5日。

陈述人：患儿母亲及本人。

主诉：呕吐、腹痛1天。

现病史：患儿1天前进食较多量肉食、可乐，夜间开始腹痛、呕吐，今日即来诊。现呕吐4次，进食后半小时即吐，饮水亦吐，吐物量多，为不消化之食物残渣，气味酸馊，脘腹胀满，阵发性脐周疼痛，拒按，夜寐不安，嗳气，纳差，大便酸腐而溏，便后腹痛减轻。

既往史：既往无重大疾病史，否认食物、药物过敏史。

个人史：平素食欲佳，喜荤食。

查体：精神欠佳，面色略黄，山根青，体温37.6℃，舌红，苔厚剥脱,脉滑实。

诊断:呕吐。

辨证分型:伤食呕吐。

西医诊断:急性单纯性胃炎。

治法:和胃导滞,降逆止呕。

处方:揉乙窝风3分钟,清板门3分钟,补脾5分钟,逆运内八卦3分钟,清四横纹(来回推四横纹)2分钟,补肾3分钟,退六腑3分钟,点按天突7次,捏脊5次,向足方向按揉足三里2分钟,按揉涌泉2分钟。

每天推拿一次,按天推拿。嘱家长及患儿多饮温开水,食欲差则不必强行进食,少进油腻,注意补盐,有呕吐不必担心。

推拿一天,呕吐2次,腹痛稍减,精神可,体温降至正常。

第二天改方为:揉小天心2分钟,泻板门5分钟,补脾3分钟,逆运内八卦3分钟,清四横纹(来回推四横纹)2分钟,退六腑5分钟,顺时针摩腹3分钟,推天柱骨2分钟,推下七节骨2分钟,掐右端正5次,捏挤天突至红紫,捏脊5次,按揉足三里1分钟,按揉涌泉1分钟。

每天推拿一次,按天推拿。嘱家长及患儿注意同前。

再推拿一天,精神佳,呕吐、腹痛止,能进少量饮食。

第三天改方为:揉小天心2分钟,补脾5分钟,逆运内八卦3分钟,清四横纹(来回推四横纹)2分钟,补肾5分钟,推上三关3分钟,退六腑3分钟,捏脊5次,按揉足三里1分钟,按揉涌泉1分钟。

又推拿一天,诸症全消,守方继续推拿一天扶正。嘱家长给患儿糜粥养胃3天,以后饮食应荤素搭配,合理节制。随访一年,未再发作呕吐。

案例分析:该患儿以呕吐为最主要痛苦,故诊断为呕吐;其发病有较明显诱因,且呕吐物为不消化之食物残渣,气味酸馊,故辨证为伤食呕吐,属实证。

该患儿虽然平素食欲佳,但毕竟小儿脾常不足,胃气薄弱,若饮食过量或多食不易消化食物,则易致脾胃纳运乏力,宿食积滞中焦。

其多食荤食,易损伤脾胃,虽平时不显,但积累到一定程度,当其进食较多量肉食、可乐之时,气机受阻,胃失和降,胃气上逆而为吐。胃主受纳腐熟,腐而不熟,兼之气不得降,故呕吐酸腐,内有不消化食物,纳差;进食则气阻更甚,故食则呕吐;饮食不下,积滞中焦,故腹痛;脾运化无力,清浊不分,则面黄,大便酸腐而溏;发热、舌红是积滞化热;苔厚剥脱是胃气阴不足;山根青、脉滑实是饮食积滞之象。

本病病机关键在于胃气上逆,《素问·脉解篇》:"所谓食则呕者,物盛满而上溢,故呕也。"《幼幼集成》:"阳明胃气下行则顺,今逆而上行,故作呕吐。"按照"同病位而逆病势"的治疗思路,本应大力降逆为法,但呕吐是机体自我保护性反应,是在向体外排出邪气,暗合《素问·阴阳应象大论篇》"其高者,因而越之"之旨。患儿呕吐刚发1天,故第一次治疗宜顺其势,同时健脾和胃,稍做降逆即可。方中揉乙窝风具有发散作用,一可发散风寒之邪,一月份正是天气寒冷之时,患儿虽无明显表证,但其呕吐必定有风寒侵袭引动宿食积滞的因素;二可通过发散利导呕吐之势,与点按天突之催吐作用相辅相成,引邪外出。这两方面均非本病之重点,故用时不长。补脾、逆运内八卦、清四横纹(来回推四横纹)、补肾、清板门、捏脊、按揉足三里可健脾和胃补肾,扶助机体正气,以防下次降逆伤正。向足方向按揉足三里、清板门又可促进胃之通降,与退六腑、按揉涌泉均能使上逆之气机下降,向足方向按揉足三里有补中寓泻之意;清板门、退六腑又可退热。第一次治疗,一是因势利导,引邪外出,给邪以出路,二是扶助正气,因患儿苔剥脱已有伤正迹象。

第二天,饮食积滞之邪已基本排出,《素问·阴阳应象大论篇》言:"其盛,可待衰而已。"但胃失和降仍然明显,此时可逆病势而降逆。方中揉小天心镇静通经,镇静可抑制胃气上逆之亢奋,通经可疏导胃失和降之不通。补脾、逆运内八卦、清四横纹(来回推四横纹)、捏脊、按揉足三里健脾和胃,防降逆之伤正。板门为脾胃之门,改清板门为泻板门,能加强胃之通降作用;六腑以通为用,退六腑能使六腑得通而胃气下降;捏挤天突、掐右端正、按揉涌泉可降气;推天柱骨可降逆止呕;顺时针摩腹能促进胃肠蠕动,通降饮食及残渣;推下七节骨可泻热通便,以上八个穴位都能使机体气机下降,合用则共奏降逆止呕之功,使上逆之胃气下行,胃以降为和,呕吐自止。胃气下降,腑气得通,则大便正常;通则不痛,腹痛即止。亦即《素问·阴阳应象大论篇》"中满者,泻之于内"之思想。

《素问·五常政大论篇》云:"大毒治病,十去其六,常毒治病,十去其七,小毒治病,十去其八,无毒治病,十去其九,谷肉果菜,食养尽之,无使过之,伤其正也。"推拿虽非中药之毒性相比,但降逆泻下乃是泻法,多用会损伤正气,也应中病即止,故第三、四天均以养正气顾护胃气为主,少佐通降,并嘱家长加强对患儿的调护。

🪷 病例2

姓名:赵某,性别:男,年龄:1岁8个月,初诊日期2018年3月10日,病史陈述者:其母代述。

主诉:呕吐5天、腹泻1天。

现病史:患儿3月10日发烧,最高达38.7℃,呕吐一次。

体格检查:面带滞色,体虚,山根青。

诊断:伤食呕吐。

治则:消食导滞、调中降逆。

处方:揉小天心2分钟、揉乙窝风4分钟、补肾5分钟、揉二马2分钟、清板门4分钟、清补脾5分钟、分阴阳2分钟、逆运内八卦2分钟、清四横纹(来回推四横纹)2分钟、清肝平肺2分钟、清天河水2分钟、清大肠2分钟、摩腹2分钟、引足三里5次、推天柱骨2分钟。

方义:揉小天心、揉乙窝风、补肾、揉二马滋阴、解表、清热;清板门、清补脾清脾胃积滞而退热;分阴阳、逆运内八卦、清四横纹(来回推四横纹)可调和阴阳,平衡脏腑,恢复脾胃之功能;清肝平肺、清大肠、摩腹、引足三里可通便消积滞而止呕吐;推天柱骨可清上焦热而止呕吐;清天河水可退热除烦,利尿镇静。

治疗经过:3月10日中午发烧38.5℃,中午推后体温未见明显上升,至晚上9点体温达38.7℃,其母怕晚上睡着,孩子高烧,服用退烧药布洛芬,服后烧退,大便一次,质稀,恶臭。

3月11日上午未吐,10点半左右发烧至38.7℃,服用退烧药一次,服后烧退,中午推拿一次,下午腹泻一次,为蛋花样大便,恶臭,晚上8点多发烧至38.8℃左右,加推一次,服用退烧药,服后烧退。

3月12日未烧、未吐,腹泻一次,其母大意,未推拿,未吃药,晚饭食欲好,吃的较饱。

3月13日上午出去玩,患儿体弱,一会儿喊累,中午回家腹泻一次,下午开始病情加重,食入即吐,晚上推拿一次,处方同上。

3月14日上午按田老师积食呕吐推拿一次,未吐,感患儿发烧,量体温不高,田老师会诊,阴虚内热,应多用补肾、二马滋阴,腹泻3~4次,开始两次为水样、蛋花样大便,后来开始呈米糊状,无脓血,下午体温37.9℃,加滋阴穴推拿一次,推后食入少量大米粥、山药,因患儿哭闹,未摩腹,食后睡着,醒后烧退,大便一次,蛋花样,无臭味,晚上有食欲,进食馒头一个(约1两),精神可,晚上睡眠好,无不适症状。

第八节 泄 泻

泄泻是指大便次数增多,便质稀薄,甚如水样为特征的一种小儿常见病症。西医称为腹泻。

【病因】《幼幼集成》:"若饮食失节,寒温不调,以致脾胃受伤,则水反为湿,谷反为滞,精华之气不能输化,乃至合污下降,而泄泻作矣。"具体来讲,小儿受寒或恣食生冷,贪食无度,或脐部受凉,感受暑邪,先天不足或喂养失调,病后失于调养或过于用攻伐药物,均可使脾胃受伤,致气机逆乱,升降失调而泄泻。

【分型】

1. 风寒泻 便稀色淡,腹痛肠鸣,舌苔白腻,伴有外感症状。

处方:分阴阳(阳重)2分钟、揉小天心3分钟、揉乙窝风4分钟、补脾5分钟、揉外劳宫3分钟、逆运内八卦3分钟、清四横纹(来回推四横纹)2分钟、推上三关2分钟、清补大肠3分钟、掐揉足三里3~5次。

方义:揉小天心、揉乙窝风、分阴阳可疏风解表清热;补脾、揉外劳宫、推上三关温中散寒、健脾化湿止泻;逆运内八卦、清四横纹(来回推四横纹）可调中益气助消化，又消肠鸣腹痛腹胀；清补大肠、掐揉足三里可固肠涩便。

2. 伤食泻　脘腹胀满，或腹痛拒按，每痛即泻，泻后痛减，大便黄白相间，水谷夹杂，臭如败卵，或伴有嗳气酸腐，呕吐，发热。

处方：清补脾 5 分钟、清板门 4 分钟、逆运内八卦 3 分钟、清四横纹（来回推四横纹）2 分钟、分阴阳 2 分钟、清大肠 3 分钟、清天河水 2 分钟。

方义：清补脾、清板门、逆运内八卦、清四横纹（来回推四横纹）、清大肠可调中清热，助运行气，消积消胀，止腹痛、止呕吐；分阴阳可平衡阴阳；清天河水可泻热利尿、安神镇静。

3. 寒湿泻　脘腹冷痛，喜暖畏寒，泻物色白质稀，完谷不化，气味腥臭。湿重者，大便次数多而量少，质黏，色绿，口不渴，体型多胖，面部湿疹时隐时现，舌苔白滑。

处方：补脾 5 分钟、揉乙窝风 3 分钟、逆运内八卦 3 分钟、清四横纹（来回推四横纹）2 分钟、揉外劳宫 5 分钟、清补大肠 5 分钟、清天河水 1 分钟。

方义：补脾、揉乙窝风、揉外劳宫温中散寒并收敛，健脾化湿止泻；逆运内八卦、清四横纹（来回推四横纹）、清补大肠可调中益气助消化，又消肠鸣腹痛腹胀；清天河水可泻热利尿、安神镇静。

4. 热泻　起病急，发热烦躁，口渴腹痛，或伴有呕吐，小便赤而短，泻物暴注下迫，日 10 余次，蛋花样水便，色黄或褐，秽臭味，肛门灼热。重者，精神萎靡，囟门及眼窝下陷，皮肤干瘪，面色黄而青滞，口唇干赤，舌红少津，苔黄厚。

处方：揉小天心 3 分钟、补肾 5 分钟、揉二马 3 分钟、清补脾 2 分钟、清板门 5 分钟、分阴阳 2 分钟、逆运内八卦 3 分钟、清四横纹（来回推四横纹）2 分钟、清小肠 5 分钟、清大肠 3 分钟。

方义：补肾、揉二马可补肾益气助神，滋阴潜阳；清补脾、清板门、逆运内八卦、清四横纹（来回推四横纹）、清大肠共奏清营凉血，调中化湿，清肠通便，泻腑热、退体温；分阴阳可平衡阴阳；揉小天心、清小肠可泻心热，利尿镇惊。

5. 脾虚泻 食后作泻,泻物不化,味腥臭,时轻时重,反复不愈,饮食差,但个别患儿能进食,形体消瘦,身疲力乏,睡时露睛,汗多肢冷,毛发憔悴,面色萎黄,舌质淡、苔薄。

处方:补脾 7 分钟、清板门 3 分钟、补肾水 5 分钟、揉乙窝风 3 分钟、揉外劳宫 3 分钟、逆运内八卦 3 分钟、清四横纹(来回推四横纹) 2 分钟、清补大肠 3 分钟、清天河水 1 分钟、掐揉足三里 3~5 次、按百会 3~5 次(待症状好转去掉百会)。

方义:补脾、揉乙窝风、揉外劳宫、掐揉足三里、逆运内八卦、清板门能健脾和胃,温中理气,进饮食,改变大便质、量,固肠涩便而止泻;补脾可补虚扶弱,补血生肌;补肾可益气助神,滋阴潜阳,大补元气,助脾阳,提高脾的运化功能;逆运内八卦、清四横纹(来回推四横纹)加补脾的作用,可调中健脾而进饮食,助消化;清补大肠可调节肠腑,固肠涩便而止泻;清天河水可清心利尿,巩固疗效。

6. 肾虚泻 又称五更泻(黎明泻),泻物稀溏或伴绿色黏液,泻后即安,下腹微寒,面色青白。

处方:补肾 10 分钟、揉二马 3 分钟、分阴阳 2 分钟、揉外劳宫 5 分钟、逆运内八卦 3 分钟、清四横纹(来回推四横纹)2 分钟、补大肠 5 分钟、清天河水 1 分钟。

方义:补肾、揉二马可滋阴扶正,补益气血,助脾阳温下元,止虚火;分阴阳平衡阴阳;揉外劳宫、逆运内八卦、清四横纹(来回推四横纹)能温阳散寒,改变大便颜色,又能温中调中,助消化、进饮食,化湿止泻;补大肠、清天河水可助脾运、固肠涩便、利尿、止泄泻。

7. 惊泻 惊惕不安,肢体抽动,阵阵哭闹。大便黏、色绿,量少而频,面青,印堂尤著。

处方:揉小天心 3 分钟、分阴阳 2 分钟、补脾 5 分钟、清板门 3 分钟、补肾 5 分钟、揉二马 3 分钟、逆运内八卦 3 分钟、清四横纹(来回推四横纹)2 分钟、揉外劳宫 3 分钟、清补大肠 3 分钟、大清天河水 2 分钟(掐揉五指节,每个 5~7 次)。

方义:揉小天心、分阴阳、补肾、揉二马、大清天河水、掐揉五指节共奏安神镇惊之功;补脾、清板门、逆运内八卦、清四横纹(来回推四横纹)、揉外劳宫、清补大肠加补肾以调便止泻,改善大便色绿及黏滞状态。

【临床验案】

🪷 病例1

姓名:唐某,性别:男,年龄:4个月,病史陈述者:其母代述病史。

主诉:患儿睡眠不好2天,腹泻2月余,每天2~4次,呈黄绿色稀便。

查体:面带滞色,山根青。

治则:解表止泻。

治疗:揉小天心2分钟,揉乙窝风3分钟,补肾5分钟,清板门3分钟,分阴阳2分钟,清天河水2分钟,逆运内八卦3分钟,引足三里3~5次。

方义:揉小天心、揉乙窝风可通经活络,解表治疗感冒;补肾、清板门可滋阴清热;分阴阳平衡阴阳;清天河水可泻热利尿,安神镇静;逆运内八卦、引足三里可调节中焦,消积消胀。

🪷 病例2

姓名:赵某,性别:男,年龄:15个月,初诊日期:2018年8月28日。

主诉:腹泻3周,黄绿色水样便,每天10~12次,形体消瘦,精神不振,面白无光,少言懒动,经妇幼医院诊断,疑为乳糖不耐受症,改用低乳糖奶粉后,症状改善不明显。

查体:皮肤弹性尚可,腹软,无压痛。

诊断:泄泻,脾胃气虚型。

处方:补脾8分钟,清板门3分钟,逆运内八卦3分钟,补大肠2分钟,揉足三里3分钟,清小肠1分钟,按揉百会1分钟,上推七节骨1分钟。

复诊:第二日腹泻好转,便质稍增厚,上方加揉外劳宫3分钟,补龟尾1分钟;第三日,每日腹泻5次,继续用上方;第四日,便质较稠厚,日行2次,上方去清小肠、上推七节骨、补龟尾,巩固治疗。

第九节　食欲不振

多因脾胃虚弱、喂养不当、饮食不节、病后未复等导致脾胃功能失调,发生胃纳或脾运功能减弱,而致食欲减退或纳呆。

【分型】

1. 伤食积滞　食欲减退,恶心呕吐,腹胀或腹泻,夜眠不宁,手足心热,舌苔黄或白腻。

处方:补肾5分钟、清板门3分钟、清补脾5分钟、揉小天心3分钟、逆运内八卦3分钟、清四横纹(来回推四横纹)2分钟、清天河水1分钟。

方义:补肾可补肾阴;清板门、清补脾可清补脾胃,滋胃阴;揉小天心通经活络;逆运内八卦、清四横纹(来回推四横纹)加清补脾可开胃助运化;清天河水可清热利尿,巩固疗效。

2. 精神紧张、情绪波动型　纳呆,舌苔花剥。

处方:揉小天心5分钟、分阴阳2分钟、补肾5分钟、揉二马3分钟、补脾5分钟、清板门5分钟、逆运内八卦3分钟、清四横纹(来回推四横纹)2分钟、清天河水2分钟。

方义:揉小天心、分阴阳可通经活络,镇静安神,平衡阴阳;补肾、揉二马滋阴潜阳;补脾、逆运内八卦、清四横纹(来回推四横纹)可调节中焦,开胃助消化;清板门可开胃进饮食,除虚热;清天河水清心经之热。

3. 各种原因造成的元气耗伤　食欲不振,面黄肌瘦,精神怠倦无力,手足凉,大便稀溏,唇淡,舌有齿痕。

处方:补肾7分钟、揉二马5分钟、补脾5分钟、清板门4分钟、推上三关2分钟、揉小天心3分钟、逆运内八卦3分钟、清四横纹(来回推四横纹)2分钟、揉足三里3~5次。

方义:补肾、揉二马可以滋肾阴,揉二马还有潜阳作用,是滋阴的主穴,又可助脾阳,参与体液代谢;揉小天心为诸经之祖,能通诸经,又能安神镇静;补脾、推上三关能扶正气,改变面色,调节血液;清板门能开胃进饮食,除虚热;逆运内八卦、清四横纹(来回推四横纹)能调中焦,开胃助运化;揉足三里有助脾气作用。

4. 外感内伤　流涕,喷嚏,咳嗽,纳差,腹胀,大便稀薄,怠倦无力,面滞少华,舌尖红。

处方:补肾5分钟、清板门5分钟、揉小天心3分钟、揉乙窝风3分钟、分阴阳2分钟、清补脾3分钟、逆运内八卦3分钟、清四横纹(来回推四横纹)2分钟、清天河水1分钟。

方义:补肾可滋肾阴;清板门可退大小热;揉小天心、揉乙窝风可通经活络,解表;分阴阳能平衡阴阳;清补脾、逆运内八卦、清四横纹(来回推四横纹)有运脾作用;清天河水能清心经之热。

【临床验案】

姓名:张某,性别:男,年龄:3岁,病史陈述者:其母代述,初诊时间:2015年10月9日。

主诉:患儿进食少、难半年余。

现病史:患儿近半年来不明原因进食少,每次进食时需哄着喂,进食少至平时的1/4,伴明显消瘦,大便不好,时干时稀,由其母给他推拿无效,也曾请其母的老师推拿也无效,故慕名来本所推拿。

体格检查:患儿慢性病容,面黄,面带陈滞色,鼻准、准头型一般,无光泽,色青、黄,鼻唇沟青,咽(-),心肺(-),腹软,肝脾不大。

诊断:上感;食欲不振。

治则:调脾肾,和中。

治疗:补肾6分钟,清补脾5分钟,清板门5分钟,揉小天心3分钟,揉乙窝风3分钟,分阴阳2分钟,逆运内八卦3分钟,清四横纹(来回推四横纹)2分钟,推上三关1分钟,清天河水2分钟。

方义:补肾、补脾,改变面色萎黄;揉小天心、揉乙窝风、分阴阳、清天河水,解表清热,治感冒;逆运内八卦、清四横纹(来回推四横纹)、清板门,调中,进饮食;小儿现体虚,给予推上三关补之。

治疗经过:患儿推后,回家路上喊饿,当即买了一碗面条(2两),狼吞虎咽地吃掉,吃得特别香,其母觉得推拿很神奇,半年余不能进食的大问题一次就解决了,故决定辞掉工作来本所学习。

2018 年 4 月 10 日随访其母,患儿自推拿后一直饮食很好,身体健康,很少患病。

第十节 善 食 易 饥

多因胃肠热盛,胃纳强,脾运失调而致进食多,消化力差。

【症状】多食易饥而不胖,面黄,发黄稀,大便结,水冲即散,臭味重,小便短赤,鼻孔红,流浊涕。

【处方】清板门 8 分钟(手法重些)、顺运内八卦 3 分钟、清肺经 3 分钟、清大肠 5 分钟、补肾 6 分钟、清补脾 5 分钟、清四横纹(来回推四横纹)4 分钟、退六腑 1 分钟;清天河水 2 分钟。

【方义】清板门、清肺经可清胃肠之热,润燥通便,除鼻孔及口唇干赤;顺运内八卦可用八卦的升提作用而少进饮食;清大肠、清四横纹(来回推四横纹)可消食调中,泻胃肠积热;清补脾可清脾胃之热;补肾可大补元气,滋阴清热,生津止渴;清天河水可清心火,除烦躁,清热,利小便;退六腑可清热凉血,润燥通便;清天河水、退六腑二穴合用清脏腑之热,为避免出现虚象,六腑只推一次即停。

第十一节 大 便 秘 结

【病因】分虚实两种。

【分型】

1. 虚寒便秘　腹冷隐痛,小便清长,喜热恶冷,排便无力,或干散不黏,不成形。

处方:补肾 7 分钟、补脾 5 分钟、揉乙窝风 3 分钟、揉外劳宫 5 分钟、逆运内八卦 4 分钟、清肺 3 分钟、顺运外八卦 4 分钟、清四横纹(来回推四横纹)2 分钟。

方义:补肾能补肾阴;补脾、揉乙窝风、揉外劳宫可补虚扶弱,补血生肌,以助消化吸收,又能温阳散寒,升提中气;逆运内八卦、顺运外八卦、四横纹可增强胃功能;清肺能清肺热,通大便。

气虚下陷者,证见多次去厕所而虚生努责,肛门坠胀甚至脱肛,治以补中益气,气虚日久,须兼补肾、二马大补元气。病久及肾,肾阳不足,阴寒内生,温煦无权,不能蒸化津液,温润肠道,证见大便不干,排出困难,腹中冷痛,四肢不温,治以温阳通便,多推补脾、三关、外劳宫等。

2. 实热便秘 口干思饮,腹中觉热,腹痛拒按,或见口臭唇裂,面赤身热,小便短赤,2~3天便结不通,强排可排少许,便色深黑。

处方:揉小天心3分钟、补肾7分钟、揉二马5分钟、清板门3分钟、清肺7分钟、逆运内八卦4分钟、顺运外八卦4分钟、清四横纹(来回推四横纹)4分钟、揉膊阳池2分钟、退六腑3分钟。

方义:揉小天心为诸经之首,通经活络;补肾、揉二马滋阴潜阳;清板门、清肺能除肺胃之热,通大便;逆运内八卦、顺运外八卦、清四横纹(来回推四横纹)可增强胃功能;揉膊阳池、退六腑能退腑热、通大便。

【临床验案】

✿ 案例1

姓名:张某,性别:女,年龄:2岁6个月,就诊时间:2017年9月16日。

陈述人:患儿奶奶、父亲。

主诉:大便艰涩难出、次数减少2周余,加重1天。

现病史:患儿2周前上幼儿园后开始大便间隔时间延长,3~5天一次,今天有便意,努挣半小时未出,遂来就诊。现患儿大便偏干,痛苦难解,纳食尚可,眠安,余无异常。

既往史:既往健康,无重大疾病史,否认食物、药物过敏史。

查体:神志清楚,精神欠佳,形体较壮实,面色无华,舌淡红、苔薄白,指纹紫滞。

诊断:便秘。

辨证分型:气滞便秘。

西医诊断:功能性便秘。

治法:疏肝解郁,导滞通便。

处方:揉小天心2分钟,清板门3分钟,清肺平肝5分钟,清大肠3分钟,退六腑3分钟,清天河水2分钟,掐右端正9次,顺摩腹3分钟,捏脊5次,推龟尾2分钟,按揉足三里1分钟。

每天推拿一次,连推4天。嘱家长多陪患儿玩耍,保持患儿情志舒畅;给患儿多食蔬菜、水果,少食肉蛋类,多喝水,多户外运动,养成定时排便习惯,即便解不出也要排;方便时即为患儿顺摩腹,时间10分钟。

第一次推拿后,当天回家即大便一次,便质干硬,便时疼痛;推拿2天,精神转佳;推拿3天,再次大便,仍干,但较前减轻。

第五天改方为补肾2分钟,补脾3分钟,逆运内八卦2分钟,清四横纹(来回推四横纹)2分钟,清板门3分钟,清肺平肝3分钟,清大肠3分钟,退六腑2分钟,清天河水1分钟,掐右端正8次,顺摩腹3分钟,捏脊5次,按揉足三里1分钟。

每天推拿一次,连推3天,休息1天。嘱家长注意事项同前。

第五天、第七天患儿均解大便,质软,便时痛苦大减。

第九天守方推拿2天后,患儿大便正常,每天一次,余症亦除。嘱家长要坚持:①注意保持患儿情志舒畅;②多食粗纤维食物,不偏食,荤素搭配,营养均衡;③多食蔬菜、水果;④多喝水;⑤多户外运动;⑥定时排便;⑦每日为患儿捏脊、顺摩腹。后患儿1年内未发便秘。

案例分析:该患儿以排便次数减少,间隔时间延长,大便干硬难解为主要临床表现,故诊断为便秘。其大便本身难以判断证型,伴随症状也极少,饮食上也没有明显异常,对判断证型基本没有意义。但考虑到患儿原本正常,是上幼儿园后才出现的便秘,而患儿才两岁半,骤然离开家人到陌生环境中生活,心理上难以适应,情志难舒,肝气必然抑郁,再结合精神欠佳表现,肝郁气滞象显,故辨证分型为气滞便秘。

肝主疏泄,调节气机,调畅情志,脾胃乃气机升降之枢纽,二者互相影响,密不可分。小儿心智单纯,一般不会为情志所扰,但正因其单纯,一旦情志有变,必会影响肝之疏泄。《血证论·脏腑病机论》云:"木之性主于疏泄,食气入胃,全赖肝木之气以疏泄之,而水谷乃化。设肝之清阳不升,则不能疏泄水谷,渗泻中满之证,在所不免。"该患儿因情志不遂,致使肝脏疏泄失常,不能调节气机,导致气机不畅,肝郁气滞,木不疏土,脾胃升降失调。胃不降浊,糟粕内停,则大便秘结,努挣不出;大肠主津,食物残渣在肠道停留时间过长,水分被过度吸收,则大便干硬,痛苦难解;脾不升清,头面失养,则面色无华。患儿发作时日较短,脾运化功能失常不明显,故纳食尚可;未影响到心神,故眠安。若便秘日久,可导致小儿腹胀、腹痛、呕吐、厌食、肛裂、痔疮、脱肛等症,导致患儿畏惧排便,形成恶性循环,影响身心发育,甚至产生其他疾病。

该患儿便秘病位在大肠,病机关键为肝郁气滞,属实证,故治以疏肝解郁,导滞通便。该患儿形体较壮实,正气尚充足,故前三天方中以疏解清下为主,主要解决胃气不降。揉小天心取其通经功效,平肝可疏肝解郁,清板门可降胃气,三者合用,可调节气机,助胃气通降。大肠为传导之腑,饮食水谷之糟粕,皆由大肠传导而下由魄门排出,肺气肃降则大肠畅通。《素问·灵兰秘典论篇》云:"大肠者,传道之官,变化出焉。"《血证论·便闭》言:"肺与大肠相表里,肺遗热于大肠则便结,肺津不润则便结,肺气不降则便结。"故清肺、清大肠可恢复大肠传导功能,使大便通畅;退六腑、揪右端正、向下推龟尾可通降腑气,助胃气下降、大肠传导,其中右端正揪9次,9与大肠五行均属金,助大肠传导之力更强。顺摩腹不仅有局部治疗作用,还能对机体各组织和器官起到调整作用。有研究发现,摩腹通过直接刺激胃肠和肠系膜上的神经感受器,引起迷走神经兴奋、血液循环加快,促使胃肠消化功能和蠕动性增加。同时,摩腹可产生垂直向下的作用力,通过改变腹压以协调和增强直肠复合运动,引起肛门内括约肌反射性松弛,从而顺利排出粪便。捏脊、按揉足三里可调理脾胃之气,防清下伤正。清天河水能清热,除烦躁,防肝郁化火。

第五天改方是大便既通,则疏解清下可减,加强扶助正气的功能,不必细述。

《景岳全书·小儿则》曰:"小儿饮食有任意偏好者,无不致病,所谓爽口味多终作疾也,极宜慎之。"故嘱家长为患儿调节饮食,少食肥甘厚腻之品。小儿便秘与多种因素相关,故大便通畅时也要注意诸多事项。

🪷 **案例2**

王某,男,年龄:2岁8个月,就诊时间:2017年8月6日,陈述人:患儿母亲。

主诉:大便难、3~4天1次,已半年余,加重1周。

现病史:患儿半年多来,一直排便困难,有时需用开塞露,近1周来有所加重,故来就诊。现患儿大便困难,3~4日一行,便质略干硬,便时乏力,努挣难出,便后疲乏,时有肛裂出血,哭闹畏惧排便,纳差,夜寐欠宁,小便调。

既往史:有贫血史,医院检查无器质性病变,无外科手术史,否认食物、药物过敏史。

个人史:平素纳可,喜肉食。

查体:神志清楚,精神欠佳,形体偏瘦,发疏黄,面色萎黄,口唇、爪甲色淡,腹平软喜按,无明显压痛,舌淡苔薄白,指纹色淡。

诊断:便秘。

辨证分型:血虚便秘。

西医诊断:功能性便秘。

治法:益气养血,润肠通便。

处方:揉小天心2分钟,补脾5分钟,逆运内八卦3分钟,清四横纹(来回推四横纹)2分钟,清板门3分钟,清肺平肝3分钟,补肾3分钟,揉二马2分钟,捏脊5次,按百会10次,按揉足三里1分钟。

每天推拿一次,连推5天。嘱家长为患儿均衡饮食,多吃蔬菜,多喝水,多户外运动,养成定时大便习惯,尽量不用开塞露。

推拿2天,大便一次,排便困难;推拿5天,睡眠安稳,再次大便,便时乏力、排便困难、便质偏干缓解。

第六天改方为补脾5分钟,逆运内八卦3分钟,清四横纹(来回推四横纹)2分钟,清板门3分钟,清肺平肝3分钟,清大肠5分钟,捏脊5次,按揉足三里1分钟。

每天推拿一次,连推5天,休息1天。嘱家长同前。

再推拿2天后,大便每天一次,但有未消化物,面色、口唇、爪甲、舌色转红润,纳食正常。

第十二天改回第一天方,继续推拿7天,以益气养血。推完时,大便已完全正常,成形而软,每天一次,饮食、睡眠俱佳。之后一年内大便一直正常。

案例分析:本例患儿以排便困难、次数减少为主要临床表现,故诊断为便秘;其虚象明显,加上唇甲舌色淡,故辨证分型为血虚便秘。小儿脾常不足,卫外不固,易感于邪,邪犯脾胃,或伤于饮食、情志,均易致脾胃功能受损。该患儿平素纳可,但喜肉食,不爱吃蔬菜,饭菜可口就多吃,不可口吃得就少,日久则损伤脾胃。脾胃为一身气机升降的枢纽,也是传化食物的主要脏腑,脾气升则水谷精微布散于全身,胃气降则推动糟粕下行进入肠腑。今脾胃虚弱,纳运无权,气血生化乏源,水津不布,血虚津亏则肠道干涩不荣,大肠失于濡养润泽,传导功能低下,浊阴不降,糟粕积于大肠,则便秘。该患儿血虚主要责之于脾虚,气血化源不足,伴有津亏,气虚则便时乏力,努挣难出,便后疲乏;津亏不重,则便质干硬而不甚;便干而排便时间延长,努挣之下致魄门皮肤黏膜撕裂,故时有肛裂出血,哭闹畏惧排便。

脾虚失于运化,则纳差;脾不升清,精微不布,神失所养则精神欠佳,夜寐欠宁,机体失养则形体偏瘦,头面失养则面色萎黄;发为血之余,血虚头发失于濡养则发疏黄;血虚口唇、爪甲失养而血色不足,则色淡白。腹平软喜按、舌淡苔薄白、指纹色淡,皆为气血虚之象。

本病病位在大肠,病机关键为血虚失润,其次为气虚乏力,故治以益气养血,润肠通便。明·王纶《明医杂著》:"症属形气、病气俱不足,脾胃虚弱,津血枯涸,而大便难耳,法当滋补化源。"方中揉小天心镇静通经,镇静可使夜眠安稳,通经有助于大肠传导;补脾、逆运内八卦、清四横纹(来回推四横纹)意在运脾,鼓舞中气,奠定中土,脾气健运,气血得以化生,解决血虚津亏、气虚无力传导;补肾、揉二马大补元气,扶助正气,助脾运化;按百会有升提功能,助脾升清;清板门、捏脊、按揉足三里可调脾胃,使之升降得宜。以上穴位,纯补升提为主,取欲降先升之意,因为病因的根本在于脾胃虚弱导致血虚、气虚而便秘,脾不升,胃不降,若大力通降,则气机逆乱,运化愈发无权,病程更糟。临床上此类患儿排便困难,虚坐努责,需以补为通,使脾胃得健,升降复常,肠腑乃通。清·汪昂《本草备要》言:"有病大小便秘者,用通利药而罔效,重加升麻而反通。"朱震亨《丹溪心法》云:"气升则水自降,盖气承载其水者也。"即是此理。肺主一身之气,与大肠相表里,清肺则肺津下行,滋润大肠,并能助大肠传导下行;肝主疏泄,调节气机,平肝能调节中焦脾胃气机升降运行。

　　第六天改方是减少补益,重用清大肠以通降。待大便通畅,重新改回益气养血,以调理患儿之正气不足。

　　家长为患儿用开塞露以求排解大便,虽短期有效,但长期使用会影响肠道内环境,更加损伤脾胃正气,并使患儿产生依赖性和耐药性。故嘱家长尽量不用开塞露,并多食蔬菜水果或富含纤维素的食物,少食辛辣、油腻之品,多饮水、多运动,增强胃肠蠕动、促进排便。

第十二节　腹　痛

　　【病因】小儿胃肠功能尚弱,运化无力,内外干扰皆可致腹痛(不包括许多疾病过程中的并发症)。

　　【分型】

　　1. 寒性腹痛　腹痛绵绵,痛多在脐周,脐内有凉感,恶寒喜热饮,面色苍白,额冷汗出,唇色紫暗,肢冷,或呕吐、腹泻,小便清长,舌苔多白滑。

　　处方:补脾5分钟、揉乙窝风3分钟、揉外劳宫3分钟、清板门5分钟、补肾5分钟、捏挤神阙上下左右四点(每点以紫为度)、推上三关3分钟、逆运内八卦3分钟、清四横纹(来回推四横纹)2分钟、掐揉足三里 5~7 次、摩腹 2 分钟。

方义：补脾、揉乙窝风、揉外劳宫可温中散寒，止寒积腹痛，又温中健脾；补脾、补肾、推上三关可温阳行气，活血化瘀，改变面色及肢冷；捏挤神阙可散结气，祛凝寒瘀滞，止额冷汗出、肠鸣腹痛；逆运内八卦、清四横纹（来回推四横纹）、清板门、摩腹、掐揉足三里加补脾，可调中行气，助消化吸收，消食化滞，消胀进饮食，引上下焦热外行，止腹痛、呕吐。

2. 热性腹痛　面红润，阵阵汗出，腹外扪热，肠鸣作呕，舌苔黄腻。

处方：补肾 7 分钟、清板门 5 分钟、清补脾 5 分钟、逆运内八卦 3 分钟、清四横纹（来回推四横纹）2 分钟、拿肚角 1 分钟、揉足三里 5~7 次、点刺神阙四点、点中脘 2 分钟、点天枢 2 分钟。

方义：补肾、清板门可滋阴清热；清补脾、逆运内八卦、清四横纹（来回推四横纹）有运脾作用；拿肚角可祛一切腹痛；揉足三里、点刺神阙四点、点中脘、点天枢可健脾和胃，顺气消胀、理气、止腹痛。

3. 食积腹痛　饮食不节，零食无度，食积不消，扪之有块，或见呕吐，泻后痛减，舌苔厚。

处方：清补脾 5 分钟、清板门 5 分钟、逆运内八卦 3 分钟、清四横纹（来回推四横纹）4 分钟、清肺 3 分钟、泻大肠 5 分钟、掐揉足三里 5~9 次、清天河水 1 分钟、拿肚角 3~5 次。

方义：清补脾、清板门可清脾胃湿热，调中行气，止腹痛；逆运内八卦、清四横纹（来回推四横纹）、掐揉足三里加清补脾有运脾之功，促进肠胃蠕动，消滞消胀，止腹痛；清肺、泻大肠可消脏腑之热，消积消胀，通腑泻便；拿肚角可止腹痛；清天河水巩固疗效。

4. 蛔虫痛　脐周痛，时痛时止，有时可见腹壁条索状物，或腹部起块状，按之则消，口吐涎沫，或吐清水，腹热喜饮。

处方：中指揉乙窝风 5 分钟、揉外劳宫 5 分钟、点神阙 1 分钟、逆运内八卦 3 分钟、清四横纹（来回推四横纹）5 分钟、摩腹 1 分钟、拿肚角 5 次（注意：推拿治蛔虫痛只治其标，止痛后还得服药驱虫）。

方义：揉乙窝风、揉外劳宫可温中安虫，止腹痛；逆运内八卦、清四横纹（来回推四横纹）可调节中焦，消胀止腹痛；点神阙、拿肚角可消胀，治疗腹痛；摩腹可健脾和胃，行气止痛。痛止后，身体情况好转即驱虫。

【临床验案】

姓名：赵某，性别：男，年龄：4岁2个月，初诊时间：2018年3月9日，病史陈述者：其母代述。

主诉：发烧、腹痛。

现病史：3月9日下午，患儿在幼儿园加餐，吃了一个蛋挞、喝了一杯牛奶后肚子疼，晚上回家，家长发现精神不佳，体温38.5℃，伴腹痛、脐周痛，呈阵发性。

体格检查：面带新滞色，舌苔白，腹部叩诊呈鼓音，无腹肌紧张，无明显压痛及反跳痛。

诊断：感冒夹滞。

治则：消食导滞，清热解表。

治疗：揉小天心3分钟、揉乙窝风4分钟、补肾5分钟、清板门5分钟、分阴阳2分钟、清天河水1分钟、逆运内八卦3分钟、清补脾5分钟、清肝肺2分钟、揉四横纹2分钟、摩腹（泻法）2分钟、引足三里5次。

方义：补肾、揉小天心、揉乙窝风、清板门、清天河水、清肝肺，滋阴、解表、清热；逆运内八卦、揉四横纹、清补脾、引足三里、摩腹有调节脾胃功能，消滞消胀，止腹痛作用；分阴阳可调整阴阳平衡。

治疗经过：3月9日推后体温未再上升，3月10日晨起发现体温降至正常，但舌苔黄厚，舌尖红，中午体温再次升高，为38℃，请田老师会诊，说已把上焦之热退至中焦，加泻大肠，下午推后烧退，晚上肚子疼，加推一次，安睡一晚；3月11日处方不变，但时有腹痛；3月12日上幼儿园，未推；3月13日晚上腹痛，原处方加点中脘、点天枢、拿肚角，推后痛减，但仍反复腹痛；3月13日开始服用益生菌，更改处方，以扶正为主，加补脾、推上三关，推后第二天未再腹痛。

第十三节　腹　胀

【病因】脾胃功能受损,都有腹胀情况出现,胃伤则水谷留滞不降,脾伤则运化失调,致使清浊相混,停滞中焦,气机失畅,则发生腹胀。本病大体分为虚实两种。

【分型】

1. 虚胀　腹部胀大,青筋暴露,但胀满不重,以夜胀为主,面色苍黄,肌肉消瘦,饮食无味,神疲倦怠,肢冷不温,小便清长,舌淡苔薄。

处方:清补脾5分钟,中指揉乙窝风3分钟,补肾5分钟,揉二马3分钟,清小肠3分钟,逆运内八卦3分钟,清四横纹(来回推四横纹)8分钟,点中脘、点天枢、点神阙各1分钟,摩腹3分钟,下引足三里3~5次,掐新设3~5次。

方义:补脾、揉乙窝风健脾益气、调中和中;补肾、揉二马可滋阴清热,调节体液,又能助脾阳,加强脾胃功能;逆运内八卦、清四横纹(来回推四横纹)加补脾的作用,可消食化积,消胀,调中行气,助运化、进饮食、消腹胀,改善面色、形体消瘦、困倦乏力等脾虚之象;清小肠可利小便;点天枢、点中脘、点神阙、摩腹、下引足三里、掐新设能促进肠蠕动,消腹胀。

2. 实胀　腹部膨胀,按之如囊裹水,小便短少,纳差,食后腹胀加剧,嗳气不爽,舌苔多黄或垢。

处方:揉小天心5分钟,清板门3分钟,逆运内八卦3分钟,清四横纹(来回推四横纹)8分钟,点中脘、点天枢、点神阙各1分钟,摩腹3分钟,下引足三里5~6次,掐新设3~5次。

方义:揉小天心通经活络;清板门退虚实热;逆运内八卦、清四横纹(来回推四横纹)调节脾胃、助消化、行气消滞、消胀满;点中脘、点天枢、点神阙、摩腹、下引足三里、掐新设能理气通便,调节胃肠消化功能。

第十四节 重舌、木舌

重舌、木舌均为小儿常见的口腔疾患，重舌又称"子舌"，是指舌系带两侧红肿突起，甚至膨出舌下；木舌是指舌体肿大、麻木不灵而言，舌体不灵，妨碍吮乳，若不及时治疗可影响健康。本病主要由心脾积热所致，舌为心之苗、胃之根，脾络系于舌。若心经或脾胃热炽，火热循经上行，可使舌体肿胀，板硬麻木，满塞口中；或因火灼阴津，舌体枯涸，而致木硬不灵，形成木舌。如心脾积热，循经上冲舌本，以致血脉肿胀，似小舌，形成重舌。

（一）重舌

舌系带两侧红肿、膨大或突出，形似小舌或连贯而生。轻症不知痛，但吮乳障碍。重症则疼痛，甚者溃烂，一般及时发现治疗，预后良好。

【处方】揉小天心3分钟、泻脾2分钟、清板门3分钟、逆运内八卦3分钟、清四横纹（来回推四横纹）2分钟、揉总筋2分钟、清天河水2分钟、清小肠2分钟。

【方义】揉小天心、泻脾、清板门、逆运内八卦、清四横纹（来回推四横纹）、揉总筋、清天河水、清小肠可清泻心经、脾经之热而消舌下之肿。

【体会】局部有溃烂可在上穴基础上，加用淡盐水洗，涂上西瓜霜或碘甘油，每日2次，并注意口腔卫生。

（二）木舌

舌体肿大，转动不灵或塞满口，嘴难闭合，啼声不畅，妨碍吮乳，面赤唇红，口干烦躁，小便短赤，大便臭秽。严重者，舌部糜烂或干燥，啼哭无声，面色苍白无华，憎寒壮热气喘而转危证。

【处方】揉小天心3分钟、大清天河水3分钟、清补脾3分钟、清板门3分钟、补肾5分钟、揉二马3分钟、揉总筋2分钟、逆运内八卦2分钟、清四横纹（来回推四横纹）2分钟、清肺2分钟、退六腑1分钟、揉肾纹1分钟。

【方义】揉小天心、大清天河水、揉总筋，三穴均在心包经上，直接清心经之热，镇静除烦、清热利尿；清补脾、清板门可直接作用于脾胃（病因），清脾胃之热，消舌体肿胀，使呼吸通畅，还可除面红唇赤、口干烦躁；补肾、揉二马可滋阴清虚热、大补元气，改善体液循环，使舌体灵活；清肺、退六腑可清营凉血，润肠通便，除灼热；逆运内八卦、清四横纹（来回推四横纹）、清补脾可调中行气，清上下焦之热，消积滞、消胀，助消化吸收，改善机体营养状态；揉肾纹可引余邪外散。

此病病机为火热，治则主要用泻法，手法要重，时间为 15~20 分钟，每日 1~2 次。

第十五节　吐舌、弄舌

吐舌、弄舌均是小儿时期常见口腔疾患。吐舌是指舌伸长、缩缓或伸出不收。弄舌是指将舌时收时露，频频玩弄的一种症状，又称"耍舌风""蛇丝风"，两种均为病态。虽见局部，但多出现在严重的全身性疾病中，应引起重视，尤其病中出现，多属心脾亏损未复之症，预后欠佳。

【病因】心脾积热：心经有热必舌干涩而紧，因而摇动其舌，借以舒缓；脾经有热则舌赤，干涩而紧，同样必须弄舌借以自救。一般认为弄舌是脾经有热，吐舌是心经有热。大病体虚津液耗损，水不治火，虚火上炎可致吐舌、弄舌。

【分型】

1. 心经热者　口渴面赤，口气热，烦躁喜冷，咬牙上窜，频频吐舌和弄舌。

处方：揉小天心 3 分钟、分阴阳（阴重）2 分钟、大清天河水 2 分钟、清小肠 2 分钟、揉总筋 2 分钟、平肝 2 分钟、补肾 5 分钟、掐揉五指节各 5 次。

方义：揉小天心、分阴阳可清心热、镇静，平衡阴阳；大清天河水、清小肠、揉总筋直接清心热、利小便；平肝、补肾可滋阴清热；掐揉五指节可镇静除烦。

2. 脾热者 大便黄赤、稠黏或硬,面黄身微热,舌红,苔黄厚,时时弄舌。

处方:清补脾3分钟、清板门3分钟、揉小天心3分钟、分阴阳(阴重)2分钟、补肾5分钟、揉二马2分钟、清天河水2分钟、掐揉五指节各5次。

方义:清补脾、清板门可清脾胃之热,利湿;揉小天心、分阴阳、补肾、揉二马、掐揉五指节、清天河清热利尿、平衡阴阳。

3. 心脾亏损 神疲纳差,发育迟缓,易惊易啼,时常弄舌、吐舌,舌软动缓。

处方:补肾5分钟、揉二马3分钟、清补脾(2~3天后改为补脾)5分钟、清板门5分钟、推上三关1分钟、揉小天心3分钟、逆运内八卦3分钟、清四横纹(来回推四横纹)4分钟、清天河水1分钟。

方义:补肾、揉二马可滋阴清虚火,大补元气,益脑益气;清补脾、清板门可调节脾胃功能,助消化吸收,改变全身虚象;揉小天心可通经活络;推上三关、逆运内八卦、清四横纹(来回推四横纹)可调中健脾胃、进饮食,改变面色,增强抗病能力;清天河水以清虚火。

【疗程】实证者,每日1~2次,3天基本好转,病情重者应视情况适当延长疗程。

第十六节 鹅 口 疮

鹅口疮是以口舌黏膜上散在白屑或白膜满布,状似鹅口为特征的一种小儿常见疾病,是口腔念珠菌感染所致。因其色白如雪,中医称为"雪口"。本病婴幼儿多见,尤其早产儿、新生儿及久病、久泻体虚的乳儿更多见。一年四季均可发病,一般症状不重。个别患儿可因疼痛而减少吮乳。若抵抗力极度低下或治疗不当,病变可向消化、呼吸道甚至全身蔓延,出现呕吐、吞咽困难、声音嘶哑或呼吸困难等,严重者危及生命。

【分型】

1. 心脾积热 初期口内出现白屑,逐渐蔓延,白屑并相融合,状如凝乳块,随擦随生,不易清除,重者 3~5 天蔓延全口及咽部。患儿出现烦躁,啼哭不止,吞咽困难,呼吸不利,大便秘结,小便短赤,面赤唇红,口内灼热,重者妨碍饮食。

处方:补肾 5 分钟、大清天河水 5 分钟、揉总筋 3 分钟、揉小天心 3 分钟、清四横纹(来回推四横纹)4 分钟、清补脾 5 分钟。

方义:揉小天心、大清天河水、揉总筋可清心经之热,补肾、清补脾可清脾经之热,诸穴相配,共奏清心脾热之功,治其本;清四横纹(来回推四横纹)调中。

2. **虚火上炎**　形体消瘦,发稀黄,口腔黏膜白屑散在,五心烦热,便溏,小便短赤,口干不渴,舌质淡红。

处方:补肾 5 分钟、清板门 5 分钟、补脾 5 分钟、揉小天心 3 分钟、揉小横纹 3 分钟、揉总筋 3 分钟、清四横纹(来回推四横纹)1 分钟、清天河水 1 分钟。

方义:补肾可调补肾阴,滋养肝木,以制心火,又滋阴清热,扶正益气,治口舌生疮,神疲便溏,改变面色;清板门、补脾可调中行气,助消化吸收,改善机体一般状况;揉小天心(可生肾水)、揉总筋、清天河水可镇静,泻心火、利小便;揉小横纹、清四横纹(来回推四横纹)又可治唇内外及颊内口疮。

【临床常用外治法】

1. 1%~2% 甲紫溶液(紫药水)涂抹患处,每日 3 次。

2. 新配制的制霉菌素混悬液(制霉菌素 50 万 U+10ml 冷开水)摇匀涂患处。每日 4~6 次(棉棒蘸用即可)。

第十七节　口　疮

口疮是指口舌及口腔黏膜上出现淡黄或灰白色小溃疡,局部灼热疼痛的一种疾病,又称口腔溃疡。现代研究表明,本病是由细菌或病毒感染引起,一年四季均可发病,在春秋季多见。任何年龄均可患病,以 2~4 岁多见,本病可单独发生或在机体抵抗力降低时发病,药物治疗效果不明显。一般 5~7 天痊愈,重者 12 天好转,用推拿治疗可缩短病程,一般推 4~5 天可明显好转。

【病因】有虚实之分,实者多因外邪内侵,饮食不当或下焦膀胱湿热不得通泄,致热移于小肠;虚者因素体阴虚或伤津耗液,导致水不制火,虚火上炎而致口疮。现代医学认为,本病大部分是一种疱疹病毒所致的疱疹性口腔炎,或在此基础上感染所致的溃疡性口腔炎。

【分型】

1. 实火 唇、舌、齿龈或口腔黏膜处,出现程度不同、大小不等的小疱,红肿、溃疡、疼痛,流涎,口臭,啼哭拒食,不规则发热,大便干结,小便短赤,苔黄厚或黑。

处方:揉小天心 5 分钟、补肾 5 分钟、揉二马 3 分钟、清补脾 3 分钟、清板门 5 分钟、清肺金 5 分钟、揉小横纹 3 分钟、清四横纹(来回推四横纹)4 分钟、揉总筋 3 分钟、清小肠 3 分钟、清天河水 3 分钟。

方义:揉小天心、揉小横纹、揉总筋、清四横纹(来回推四横纹)可通瘀散结,消上下唇内外之疮面溃疡及红肿,又可安神镇静;补肾、揉二马、清天河水、清小肠能壮水制火,消舌尖、舌体上的口疮,补肾又消灰黑苔;清补脾、清板门可清脾胃之热,调中行气,进饮食,助消化、除口臭,退热除烦,固后天之本;清肺金可降气通便。

2. 虚火上炎 面色萎黄,脘腹胀满,嗳气少食,大便稀溏,怠倦乏力,口舌生疮溃烂,呈灰白或灰黄色,疼痛经久不愈。

处方:补脾 7 分钟、清板门 5 分钟、补肾 5 分钟、揉二马 3 分钟、逆运内八卦 3 分钟、清四横纹(来回推四横纹)4 分钟、揉总筋 3 分钟、揉小天心 3 分钟、推上三关 1 分钟。

方义:补肾、揉二马、清板门、揉小天心可通瘀散结,镇静滋阴,大补元气而降火;补脾、推上三关、逆运内八卦可扶正,助气和血,消腹满胀气,进饮食,改变面色及怠倦乏力、大便稀溏等症,以提高抵抗力而使口疮早愈;揉总筋、揉小天心、清四横纹(来回推四横纹)可清心经热而泻虚火,除烦,治口疮。

【体会】小儿推拿文献均有治疗"鹅口疮"的记载,并屡有报道,但未见有推拿治疗疱疹性口腔炎的报道。因小儿服药困难,西药效果不甚明显,而我们试用推拿治疗疱疹性口腔炎 80 例,收到满意效果。

1. 患儿多数是由外邪入侵而致,血象不高,单纯用推拿手法治疗,清热解毒、利尿效果显著。

2. 现代医学认为,疱疹性口炎是一种由单纯疱疹病毒所致的口腔黏膜感染性疾病,具有易复发的特点,我们体会确有道理,临床用药物治疗,不论中药、西药效果不明显,容易反复,多数要 5~7 天,重者 10 余天才能好转。用推拿治疗可缩短病程,一般推 4~5 天即可明显好转,如患儿精神、饮食、睡眠、局部症状均有好转。这可能与推拿能调动机体抗病能力、活跃吞噬细胞、促进抗体形成等有关,有待实验证明。

3. 患儿口疮疼痛,流涎,不能进食,又发热,大便干,小便短赤,烦躁不安,故急需支持疗法。因此,我们临床常给予静脉输液,以补充水、电解质及营养。无输液条件的即先将做好的粥、菜汤等凉好,同时给患儿速吃冰糕或冰激凌等,使其口腔变麻木(不知痛),然后给患儿进食准备好的食物,这时小儿因饥饿即大口吃饭,我们常用此法解决进食问题。因为发热大便干,肠蠕动慢,进点凉食可促进肠蠕动,既达到进食目的,又可退热、通便。

4. 辨证　绝大多数为实证,故早期治疗中多用清泻法,症状缓解后,改用扶正以恢复机体功能。

5. 推拿手法与治病的关系　实证手法要重、快、时间短(补中有泻的原则);虚证反之。

口疮要注意保持口腔清洁,避免刺激性食物,给予营养丰富的流质饮食,不能进食时,可做米糊、白米粥加上青菜汤,待凉后给患儿食用。

第十八节　惊　证

惊证主要表现为小儿烦躁、哭闹、神差、惊悸不安、睡中易惊、食欲不振等。重者头发稀黄，四肢摇动，体重不增，日久影响生长发育。

【病因】病因较复杂，多因惊恐或养护失宜，如触及异物、耳闻异声，或因跌仆、外感、内伤等所致。

【症状】烦躁不安，惊惕不眠或惊哭惊叫，食欲不振或呕吐，大便稀、黏、色青绿、面青或青黄少华，头发稀黄、直立或成绺，印堂及承浆尤青，重者时时弄舌，少数有四肢摇动或摇头等，时久体重不增，影响生长发育。

【处方】揉小天心 5 分钟、分阴阳 2 分钟、补肾 8 分钟、揉二马 3 分钟、大清天河水 2 分钟。随症加减：面及印堂、承浆青，鼻准色暗无泽，大便色绿黏，四肢抽动多为惊泻，上穴加揉外劳宫、清补脾、清大肠；消化吸收差，食欲不振、呕吐、头发稀黄成绺为脾胃功能失健，加清补脾、清板门、逆运内八卦、清四横纹（来回推四横纹）以调脾胃；面带滞色为外感，加揉小天心、揉乙窝风可疏风解表，治感冒。

【方义】揉小天心、分阴阳、补肾、揉二马、清天河水为镇惊、镇静要穴，可根据辨证加病因治疗。

【体会】惊证这一大组症状很多，归纳一下，应先治惊、除烦，患儿病症即除了一大半。再根据症状，归纳到哪一经，按五行规律治疗，绝大多数患儿可有疗效。

【临床验案】

姓名：冯某，性别：男，年龄：3 岁，初诊日期：1987 年 9 月 2 日。

其母代述病史：患儿因受惊吓，间歇性夜里哭闹已半年。辗转哭闹，惊悸不安，持续 1~2 小时不等，伴纳呆、二便不调。

查体：方颅，头发稀黄或成绺，面青黄，印堂色青，苔白。

诊断：惊证。

治则：安神镇惊。

处方：揉小天心 7 分钟，分阴阳 3 分钟，补肾水 7 分钟，大清天河水 2 分钟，补脾 4 分钟，清板门 3 分钟，逆运内八卦 3 分钟，清四横纹（来回推四横纹）2 分钟。

方义:揉小天心有通经络,镇惊安眠作用;分阴阳能平衡阴阳,调节脏腑功能;补肾水益气养神,滋肾水、涵肝木而镇惊;大清天河水能泻心火、除烦躁,治夜寐不安;补脾、清板门、逆运内八卦、清四横纹(来回推四横纹)可调中和胃,进饮食,以上诸穴共奏安神镇惊作用。用上法治疗一次。9月3日复诊,诉经治疗后一夜安睡,起床后精神、饮食明显好转。按原法巩固2次痊愈。经半年追访,未再犯病。

讨论:小儿惊证,主证为惊惕不安,烦躁不宁,易惊醒或哭闹惊叫,兼有纳减或吐乳食,大便色绿,发黄稀或成绺,印堂及鼻唇沟青,舌苔随病因而异。少数患儿有摇头、伸舌弄舌,日久会影响生长发育,甚至转成惊风。其病因复杂,如外感内伤、惊吓等。总之小儿神气不足,心气怯弱,易受惊恐,气机逆乱而致惊证。辨证属心肝二经之证,治疗以安神镇惊为主。

第十九节 遗 尿

遗尿是指5岁以上小儿不能自控排尿,经常自遗,醒后方知的一种病症。

【病因】下元虚寒,膀胱不约所致。

【分型】

1. 肾与膀胱虚寒型 小便清长,面色青白,恶风怕冷,肢冷无力,胃口不佳,大便溏泻,入睡尿床。

处方:补肾10分钟,揉二马5分钟,揉外劳宫5分钟,掐揉曲骨、揉三阴交各5~7次(或用毫针刺曲骨、三阴交)。

方义:补肾、揉二马可补先后天肾气不足,益气助神,温下元,助膀胱气化而止遗尿;揉外劳宫可温中祛寒;曲骨位于任脉,又在膀胱区,刺激能兴奋膀胱而止遗;揉三阴交为三条阴经所交之处,刺激能兴奋肝脾肾三经,提高肝脾肾三脏功能而止遗。

2. 脾肺虚型 面色㿠白,四肢发冷,自汗乏力,咳嗽气短,大便泄泻,小便清长,饮食不振,精神倦怠。

处方：补脾 5~8 分钟、清板门 5 分钟、揉外劳宫 5 分钟、推上三关 2 分钟、揉肾顶 3 分钟、逆运内八卦 3 分钟、掐曲骨 7 次、掐三阴交 3~5 次、清天河水 1 分钟。

方义：补脾为治病之本，故应多用，肺为空脏，一般不用补，若太虚可补 2~3 次，再用培土生金法补之；板门属胃，与脾为表里关系；揉外劳宫助脾气；推上三关可补虚扶弱，提高机体抗病能力，加强脾肺功能；逆运内八卦加之补脾可调中、助运化，促进精微物质的吸收与输布；掐曲骨、揉三阴交以刺激脏腑功能而止遗；揉肾顶可收敛元气，固表止汗；清天河水可利尿，巩固疗效。

【临床验案】

姓名：龙某，性别：男，年龄：5 岁半，初诊日期：2016 年 5 月 10 日。

其父主述病史：晚上睡觉经常尿床，一周有 5~6 次，如果是白天，上午出去玩累了，午睡时也会尿床。平时睡觉沉，难以叫醒。

查体：面色青灰无华，舌苔薄白，舌质淡，手足冷凉，心肺及尿道口无异常。

诊断：下元虚寒型遗尿。

处方：①推拿治疗：补肾 8 分钟，揉二马 5 分钟，补脾 5 分钟，推上三关 2 分钟，分阴阳 2 分钟，逆运内八卦 3 分钟，清四横纹（来回推四横纹）2 分钟，清天河水 1 分钟，揉外劳宫 3 分钟，掐揉足三里 6~8 次，按揉关元 1 分钟，掐揉曲骨、三阴交各 1 分钟。②针灸治疗：取穴关元、中极、曲骨、三阴交（双），交替针刺，以强刺激手法，不留针。

方义：补肾、揉二马可补先后天肾气不足，益气助神，温下元。补脾、推上三关、揉外劳宫、掐揉足三里均有补脾作用；分阴阳能调和脏腑，平衡阴阳而治下焦之寒；逆运内八卦、清四横纹（来回推四横纹）加之补脾，可调中和中，助运化功能。按揉关元可培补元气，温肾壮阳。掐揉曲骨、三阴交能刺激兴奋膀胱，及肝脾肾三经而止遗。清天河水清心热以巩固疗效。

讨论：此患儿我是采用推拿加针灸的方法，治疗 3 次痊愈，3 个月及半年后随访无复发。推拿及针灸对小儿遗尿均有良好效果,推拿一般要推 7~10 次才见效,而针灸只要 3~5 次就能见效。推拿加针灸可谓双管齐下,效果非常好。同时也要提醒一些年轻的父母,要自幼培养孩子睡前排尿的习惯,白天不能过度疲劳,睡前 1 小时内控制饮水,以减少膀胱尿量,睡前令孩子排空小便。在推拿期间,最好夜里叫他 1~2 次起来排尿,建立一个规律的排尿习惯。

第二十节　神经性尿频

本病的发生关键部位在肾与膀胱,多因小儿正在小便时突受刺激,如被打一下或喊一声吓一跳所致。

【症状】一般情况偶尔尿频,夜间无尿,在注意力集中时不尿,白天小便次数增多或难以计数,甚至几分钟一次,尿量少、几滴或无尿,但无尿痛,入睡则不尿。

【处方】揉小天心 3 分钟、分阴阳 2 分钟、补肾 5 分钟、揉二马 3 分钟、大清天河水 2 分钟。针灸穴位同前。

【方义】揉小天心、分阴阳、补肾、揉二马、大清天河水共奏安神镇静之功;针灸穴方义同前。

【体会】尿频临床推拿治疗效果明显,但比起针灸要慢,推拿一般用 1 周左右,针灸只要 3~5 天,且每次的治疗时间短。具体做法:针之前令患儿排尿后放松平卧,使其精神及肌肉放松,取曲骨、三阴交与关元交替使用,根据患儿肌肉厚度进针 0.5~1.5 寸,快速进针不留针,成人可短时留针。一般针 3~5 次即愈。

第二十一节　癃　闭

癃闭是指排尿困难或点滴而下,甚至不通。西医称为尿潴留。

【症状】癃闭可突然发作,亦可逐渐形成,表现为小便不利或无尿,每日尿量少,但尿道无疼痛感。欲解尿而不能尿,欲解完而不能尽,或见小腹窘迫,排尿无力,尿行中断,夜尿增多等表现。用推拿治疗 1~2 次无效,需速去医院治疗,以免耽误病情。另有先天尿路畸形或狭窄,或各种原因外伤所致的尿路损伤等,瘀血凝结,阻塞尿道而致排尿不畅,时通时阻,或尿如细线,伴有面色紫暗等血瘀之症,需中西医结合治疗。

【临床验案】

我的其中一个病例是单纯性尿潴留。曾记得 2003 年我院儿科收了一位男婴,出生第二天祖母喂了一个鸡蛋黄,第三天小儿不吃不喝,无小便,哭闹不安,发现患儿腹满胀硬,即从胶县赶来我院,院内要求查三大常规(大、小便、血),护士执行医嘱,但小儿太小,导尿管插不上,即找推拿医师取尿。到病房检查患者,发现腹满胀硬,但可摸到膀胱底,叩诊呈浊音。结合病史,按尿潴留(实证)处理:给予推箕门 2 分钟、拨龙头后,尿直冲而出。

唐山地震时我院收了很多截瘫患者,排尿困难,导尿管不足时,我们均用推拿排尿(推箕门、拨龙头代替导尿术)。

因此,有的医院至今仍用推箕门、拨龙头治疗尿潴留。

第二十二节 自汗、盗汗

汗为津液所化生,汗的有无、多少是体内阴阳平衡或者失调的表现。生理之汗具有调节体温,保持机体阴阳平衡的作用。此外,人体通过出汗还可排泄体内废物。新生儿多因汗腺尚未发育完善,在数月内极少出汗,随着发育日趋完善,尤其在头部汗多为正常现象。如小儿体虚弱而致汗出过多,俗称"虚汗",一般包括自汗、盗汗两种。

自汗是指不分白天黑夜,无故出汗,为阳虚;盗汗是指睡中汗出,为阴虚。自汗、盗汗亦各有阴阳,不能绝对而言。

【分型】

1. 表虚不固　以自汗为主,或伴盗汗。汗出以头、肩背部明显,动则尤甚,神倦乏力,面色少华,肢端欠温,平时易感冒。舌质淡或舌边齿印,苔薄。

处方:补脾 5 分钟、推上三关 2 分钟、补肺 3 分钟、揉外劳宫 3 分钟、补肾 5 分钟、揉二马 3 分钟、揉肾顶 2 分钟、掐揉足三里 5~7 次,揉背部肺、脾、胃、肝、心俞穴各 1 分钟。

方义:补脾、补肺、推上三关可益气固表止汗,补虚扶弱、生血,改变面色,使四肢变温,提神助气。外劳宫为补元阳主穴,性温热,功能升降,内达外散,揉之能发汗,凡脏腑凝寒痼冷,用之有温通作用;但温通之中又可收敛,而不致温通太过,在此主要用其补元阳及收敛作用。因汗出过多,津液耗伤,出现阴虚火旺,补肾、揉二马可滋阴液,调节体液循环。揉肾顶能收敛元气,固表止汗。掐揉足三里能健脾和胃,强壮机体。揉肺、脾、胃、肝、心俞等穴,能调动各背俞穴功能,加强益脾肺、固表之功。

2. 营卫不和　自汗为主,汗出周身,畏寒怕风,不发热或伴有低热,精神疲倦,胃纳不振。舌质淡红,苔薄白。

处方:补脾 5 分钟、推上三关 2 分钟、清板门 5 分钟、补肾 5 分钟、揉二马 3 分钟、分阴阳 2 分钟、揉小天心 3 分钟、掐揉足三里 5~7 次、逆运内八卦 3 分钟、清四横纹(来回推四横纹)2 分钟、揉肾纹 1 分钟、揉肾顶 1 分钟、清天河水 1 分钟。

方义:补脾、推上三关可通阳补气、扶正,温补脾肺,益气固表;补肾、揉二马可调补肝肾之阴,调和营卫;补脾、清板门、逆运内八卦、清四横纹(来回推四横纹)调和中气,增加食欲,改善疲倦,减少汗出;本症主要是见于急慢性疾病后,虽邪已除,但正气未复,导致营卫失和,用揉肾纹来引脏腑余热、余邪,加之用补脾、补肾、揉二马、推上三关、掐揉足三里以扶正敛汗;肾顶止汗;揉小天心安神镇静;分阴阳调和脏腑,平衡阴阳;清天河水可滋阴养营泻热。

3. 气阴虚弱　以盗汗为主,也常伴自汗。小儿消瘦,汗出较多,神萎不振,心烦少寐,寐后汗多或伴低热口干,手足心热,哭声无力,形体虚弱,口唇淡红,舌质淡,苔少或花剥苔。

处方:补脾 5 分钟、推上三关 3 分钟、补肺 3 分钟、揉外劳宫 3 分钟、清板门 5 分钟、补肾 5 分钟、揉二马 3 分钟、掐揉足三里 5~7 次、揉肾纹 2 分钟、揉肾顶 3 分钟、清天河水 1 分钟。

方义：补脾、推上三关、补肺、揉外劳宫、掐揉足三里均有益脾作用，可补脾益气；补肾、揉二马、清板门、补肺可补肝肾肺胃之阴，又能补肾滋阴液，调节机体水液代谢；揉肾纹能引余热、余邪外散；揉肾顶可收敛元气，固表止汗；清天河水以滋阴养营泻热。

第二十三节　热　疖

【症状】初起局部发红，次日肿痛，但无根脚，范围不大，随见脓点，逐渐见脓头，自溃流脓。

推拿治疗要早期发现，初起以清热凉血、解毒消肿为主。

【处方】揉小天心 5 分钟、退六腑 5 分钟（上二穴重手法），每日 2 次，推后一般不消，但不再发展、新起，继而消退。疖子未见脓头用清热之法消之，揉小天心 3 分钟、大清天河水 2 分钟、退六腑 3 分钟、补脾 5 分钟、推上三关 3 分钟、逆运内八卦 3 分钟，每日 1 次，推 3 天一般可治愈。如时间长有红肿热痛，似要化脓或有脓头，此时治则以速化脓溃破为主。用揉小天心 5 分钟、补脾 5 分钟、推上三关 3 分钟、分阴阳 2 分钟、清天河水 2 分钟，每日推 1~2 次即化脓溃破，再用苯扎溴铵涂洗患处（抗感染治疗），即不再新起。

【方义】揉小天心为诸经之祖，一指揉之，诸经皆动，诸病皆效，能清热解毒，通经活络，安神镇静，利尿；退六腑可清营凉血，调肠腑，通便，退大热，解毒消肿。

【体会】

1. 疖肿的治疗，关键是早期发现，初起推 1~2 次（用消散法），一般 3 次即愈。已经开始化脓时，即促进快速化脓溃破，再扶正，即很快恢复。

2. 可用强有力的外用消炎药物抗感染，如果脓液流散，我们常外用苯扎溴铵（1：2 000）涂洗患处，以防再蔓延，效果显著。

第二十四节　头　痛

【症状】怕风寒，发热，流涕喷嚏等。

【处方】掐按攒竹、掐鱼腰、掐丝竹空，或开天门、推坎宫、揉太阳、揉耳后高骨（四大手法）。

【症状加减】

1. 颈椎部疼痛可用除拇指外其余四指和掌根拿颈背大筋（斜方肌上束）3 次。

2. 由外感引起的头痛，可用揉乙窝风、按天门、推坎宫、揉太阳、揉耳后高骨。成人由高血压引起的头疼，可加揉膊阳池 3~5 分钟，以引热下行，可缓解发作时间较短的头痛头昏。

第二十五节　目　赤　痛

【病因】多因肝火旺或心火上炎等所致。

【症状】眼红肿，眦泪多，怕见光，疼痛难睁，小便黄，大便干。

【处方】揉小天心 7 分钟、补肾 7 分钟、揉二马 3 分钟、大清天河水 2 分钟、揉肾顶 3 分钟、清四横纹（来回推四横纹）1 分钟、清肺 3 分钟、泻大肠 3 分钟、退六腑 3 分钟。

【方义】揉小天心通经活络，镇静泻热；补肾、揉二马可滋阴潜阳；清肺、泻大肠，因肺与大肠相表里，可加强泻大肠的作用；大清天河水可清心热，利尿；揉肾顶固表止汗；清四横纹（来回推四横纹）调中行气；退六腑泻肠腑之热。

第二十六节　牙　痛

【病因】实证多因风邪所袭，及胃火上炎；虚证多因肾虚、虚火上炎所致。

【分型】分虚实两种。

1. 实痛 除牙痛外,伴有口臭、舌苔黄,或牙龈肿痛及腮肿,身热,大便秘结,小便短赤。

处方:揉小天心 4 分钟、补肾 7 分钟、揉二马 3 分钟、清板门 5 分钟、清天河水 3 分钟,掐合谷、掐少商各 3 次,清肺 3 分钟、泻大肠 5 分钟、退六腑 2 分钟。

方义:揉小天心、补肾、揉二马、清板门、清肺可疏风清热;掐合谷、掐少商可清肺胃之热,止牙痛;退六腑、泻大肠、清天河水可泻热凉血,解毒,退热散结,消肿,通大便,加之清肺,可清解上下焦之热。

2. 虚痛 舌光无苔,牙痛隐隐,无口臭及齿龈、腮肿痛。

处方:补肾 7 分钟、揉二马 3 分钟,掐揉少商、掐合谷各 5~6 次,补脾 3 分钟、推上三关 2 分钟、清板门 5 分钟、揉小天心 4 分钟。

方义:补肾、揉二马可滋阴潜阳,大补元气;掐揉少商、掐合谷可清肺胃之热,止牙痛;补脾、推上三关可扶正;清板门退虚热;揉小天心可镇静止痛。

第二十七节 唇 燥 裂

【病因】因气候干燥或脾热所致。

【症状】唇红干燥,甚至唇裂出血,饮食受限。

【处方】清补脾 5 分钟、清板门 5 分钟、揉小天心 5 分钟、补肾 5 分钟、揉二马 5 分钟、退六腑 2 分钟、大清天河水 2 分钟、清四横纹(来回推四横纹)(800 次 / 个)。

【方义】清补脾、清板门、清四横纹(来回推四横纹)可清脾胃之热,和胃消食;揉小天心、补肾、揉二马可通经络,滋阴潜阳;退六腑、大清天河水可退腑热,清心经之热,利大小便。

第二十八节 手 足 口 病

手足口病又名手足口综合征,由柯萨奇病毒 A16 型感染引起。

以口腔颊黏膜出现疱疹或溃疡,手足皮疹或水疱为主要特征。本病一年四季可发生,多发于夏季,通常多见于 5 岁以内的小儿,2 岁以内发病率最高。具有一定的传染性和流行性,预后良好。本病根据发病的症状和特征,归于中医学温病范畴。

【病因病机】手足口病是由柯萨奇病毒所致的急性传染病,主要通过空气飞沫接触传播。中医学认为小儿形气未充,肌肤柔弱,极易感受时邪疫毒;又因小儿脾常不足,饮食不能自节,易损伤脾胃,积滞不化,酿成湿热。时行疫毒与内蕴湿热相搏,邪从口鼻而入,"随其虚处而所著",蕴郁于肺脾,肺失宣肃,而见肺卫热证,则出现丘疱疹;湿热蕴于脾胃,熏蒸于口,故口舌疱疹溃烂,在手足则发为水疱。

【诊断及鉴别诊断】

1. 诊断要点

(1)有接触史。

(2)四季可见,夏季多发,5 岁以内小儿易患。

(3)有发热或感冒的前驱症状。

(4)口腔、舌、腭、颊部出现程度不同的疱疹,疱疹破溃成小溃疡,手足或同时见臀部或膝盖出现粟粒样丘疹和疱疹,伴咽痛,流涎,或因口腔黏膜溃疡致饮食困难而拒食。

(5)血白细胞总数可正常或偏低,淋巴细胞增高。初期,咽拭子、疱液或粪便标本分离病毒;急性期和恢复期血清学方法检测,特异性抗体滴度≥4 倍。

2. 鉴别诊断

(1)水痘:是由水痘-带状疱疹病毒引起,皮损先出现于躯干及四肢近端,呈向心性分布,常分批出现,皮疹为红斑基础上的丘疱疹,可累及口腔、外阴和头皮。

(2)口蹄病:是口蹄病毒引起的人畜共患疾病,由家畜传染给人,常见于牧民、兽医和儿童,其水疱易破,形成表浅溃疡,全身表现较重。

(3)多形红斑:为急性炎症性皮肤病,皮损多形,常伴有黏膜损害,好发于四肢远端及黏膜,有虹膜样或靶形红斑,自觉微痒。

【辨证论治】本病为邪毒入侵,与内蕴湿热两相搏击,外发肌表,有较强的季节性、传染性,属温病夹湿。出疹初期,邪在肺卫,宜表宜透。出疹期,湿毒热结,熏蒸内外,表现为湿毒流连气分,宜清宜解;重则入营,灼烁营阴,宜凉宜泻。后期毒邪渐退,肺胃阴伤,余热未尽,又宜滋宜清。整个病程由卫而气而营,但极少深入血分。在卫解表,在气清气,在营凉营。

1. 疫毒外侵,郁于肺卫

症状:恶风,低热,鼻塞流涕,咳嗽,口痛厌食,口腔内见充血性小疱疹或溃疡,舌、颊黏膜及硬腭等处最多,手足掌背有斑丘疹,舌淡红,苔薄微腻,脉濡数。

治则:解表化湿。

处方:补脾 5 分钟,推上三关 3 分钟,揉小天心 3 分钟,揉乙窝风 3 分钟,补肾 5 分钟,清板门 5 分钟,分阴阳 1 分钟,揉小横纹 3 分钟,揉肾纹 3 分钟,逆运内八卦 2 分钟,清四横纹(来回推四横纹)2 分钟,清天河水 2 分钟。

方义:揉小天心、揉乙窝风、补肾、清板门、分阴阳可助气和血,解表出汗,平衡阴阳;揉小横纹肃肺消炎;揉肾纹引虚热外行;逆运内八卦、清四横纹(来回推四横纹)调中焦;补脾、推上三关、清天河水可扶正固表,巩固疗效。

2. 毒蕴气分,湿热熏蒸

症状:高热,烦渴,口痛,流涎,小便黄赤,大便干结,手脚丘疹较多,臂、腿及臀部也出现,且多数发展为疱疹,以灌浆疱疹为主,圆形或椭圆形,较水痘少,局部瘙痒、渗液,口腔溃疡,流涎,吞咽疼痛,舌红,苔黄腻,脉滑数。

治则:清热利湿。

处方:清补脾 5 分钟,清板门 5 分钟,揉小天心 3 分钟,分阴阳(阳重)2 分钟,逆运内八卦 3 分钟,清肺 3 分钟,清四横纹(来回推四横纹)2 分钟,清小肠 2 分钟,补肾 5 分钟,揉二马 3 分钟,揉小横纹 3 分钟,揉肾纹 2 分钟,清天河水 1 分钟。

方义:清补脾、清板门、逆运内八卦、清四横纹(来回推四横纹)清热、调中焦;揉小天心、分阴阳通经络,平衡阴阳;清肺、揉小横纹肃肺消炎;补肾、揉二马补肾阴肾阳;揉肾纹、清小肠引虚热外行;清天河水清热退烧。

3. 毒迫营分,火热炽盛

症状:发热入夜尤甚,夜不能寐,烦躁不安,疹以红色丘疹为多,灌浆疱疹少,舌红绛,苔少或剥脱,脉细数。

治则:泻热护阴。

处方:揉小天心2分钟,补肾5分钟,清板门3分钟,清心经2分钟,平肝2分钟,泻小肠2分钟,大清天河水2分钟,揉二马2分钟,水底捞明月100次。

方义:揉小天心、补肾、揉二马、清心,可滋阴平肝护阳;清板门、清小肠、清天河水、水底捞明月可清热护阴。

4. 余邪未尽,肺胃阴伤

症状:口腔黏膜溃疡愈合,皮疹脱痂,不留瘢痕,微热,口干,不甚渴饮,纳少,疲倦,便干,舌红,苔少,脉细数。

治则:祛暑生津。

处方:拿曲池、掐合谷5次,揉小天心2分钟,补脾5分钟,清板门3分钟,补肾5分钟,揉二马2分钟,逆运内八卦3分钟,揉小横纹2分钟,清四横纹(来回推四横纹)2分钟,揉肾纹2分钟,推上三关2分钟,清天河水1分钟。

方义:拿曲池、掐合谷通郁散结,降肺胃大肠之热;揉小天心通经络;补脾、逆运内八卦、清四横纹(来回推四横纹)、推上三关调中焦;清板门清热退烧;补肾、揉二马补肾阴肾阳;揉小横纹肃肺消炎;揉肾纹引虚热外行;清天河水清热退烧。

【预防与护理】

1. 预防　及时发现和隔离患儿,是控制手足口病的主要措施,幼托机构应加强检诊,发现患儿及时隔离。隔离室内要通风,保持空气清新。隔离期通常为7~10日,至主要症状消失为止。同时做好日常用品、食具、玩具及便器的消毒,防止传播。

2. 护理 患儿注意口腔卫生,进食前后要用生理盐水漱口或饮温水,饮食宜清淡,忌食辛辣刺激食物。患儿应保持皮肤清洁,避免搔抓。衣服宜软,要勤洗勤换。保持床单清洁干燥,防止皮肤感染及接触传播。

传染重的疾病因传染性强,如果不具备预防传染的条件,最好不要推拿治疗。

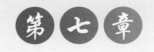

第七章

小儿保健推拿

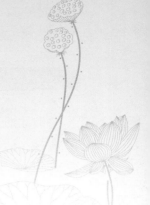

第一节 安神保健

小儿神气怯弱,智识未开,心气有余,见闻易动,易受惊吓,神乱不安会导致营养欠佳,影响发育,因此小儿精神调养极为重要。安神保健能养心肾肝而安神,滋阴养血,对小儿营养差,烦躁不安,睡卧不宁,甚至抽搐等症有一定的治疗保健作用。

处方:揉小天心 6 分钟、分阴阳 2 分钟、补肾 5 分钟、揉二马 3 分钟、大清天河水 2 分钟。

症状重者加心俞、肾俞、肝俞,每穴按揉 0.5~1 分钟;饮食、消化吸收差者可加补脾 5 分钟、清板门 3 分钟、逆运内八卦 3 分钟、清四横纹(来回推四横纹)2 分钟;腹泻者,上穴加揉外劳宫 3 分钟、清补大肠 3 分钟。

方义:揉小天心、分阴阳、补肾、揉二马、大清天河水可安神镇静,除烦;揉心俞、揉肝俞、揉肾俞可增进本脏功能;补脾、清板门、逆运内八卦、清四横纹(来回推四横纹)可调中和胃,进饮食,保后天之本;腹泻者加外劳宫温中,助消化吸收,改变大便颜色,缓解腹痛,止泻。

适应证:小儿面色青暗,发黄稀、直立,易惊吓;烦躁不安,睡卧不宁或抽搐,并发育、营养差均适宜。

疗程:每日 1~2 次,15 次为 1 个疗程,轻者可愈;重者休息 2~5 天,继续第二个疗程,抽搐者最好治疗 2 个疗程以上。

第二节 健脾和胃保健

小儿脏腑发育未全,故脾胃运化功能也尚差,易为饮食所伤而致积滞、呕吐、泄泻、食欲不振等消化系统症状。小儿脾常不足,加之发育快,需要的营养物质较成人多,这又加重脾胃的负担,因此调节脾胃是小儿健康的基本保证。健脾和胃方法很多,现介绍如下:

处方1:清补脾5分钟、逆运内八卦3分钟、清四横纹(来回推四横纹)2分钟、清板门2分钟、掐揉左侧足三里5~7次、补肾5分钟。

方义:清补脾、清板门、逆运内八卦、清四横纹(来回推四横纹)、掐揉左侧足三里,健脾和胃,促进消化吸收;加补肾可助脾阳,促进小儿身高发育。

处方2:揉脾俞、胃俞、肾俞各1分钟;摩腹(顺逆各1分钟)。

方义:揉背俞穴可协调脏腑功能;摩腹能消食理气,对乳食停滞所致的恶心、呕吐、腹胀等消化系统症状很有效。

处方3:捏脊法。捏三提三为1次治疗,每日1次,15次为1个疗程(清晨起床或晚上睡觉前进行,免除穿脱衣服之烦)。

方义:捏脊是调动督脉及膀胱经上背俞穴的功能,以提高督脉及相应脏腑功能。

保健作用:通过以上方法,使胃肠蠕动增强,促进消化吸收而增强体质,提高抗病能力,促进生长发育。

适应证:体弱多病,尤其是脾胃虚弱所致的呕吐、腹泻、厌食、积滞、疳积、佝偻病及不明原因的面黄肌瘦、头发稀黄成绺,或烦躁不安、睡卧不宁及五软、五迟等症均有效。

第三节 益智保健

小儿1~3岁是脑发育的最快时期,因此该期益脑尤为重要。智力好坏,中医观点认为取决于肾,肾为作强之官,伎巧出焉。所谓"作强"即行为能力强,"伎巧"即思维活动灵巧。人能力强,又思维活动灵巧,关键在于肾,肾藏精,精生髓,髓又上通于脑,称脑髓之海。

精能使人智慧聪明,因益智保健能促进小儿智力开发,肾阳又助脾阳,故又能使脾的功能加强,使儿身心健康,精神愉快;对小儿五迟、五软、解颅等疾病有一定治疗及保健作用。

处方1:补肾10分钟、揉二马8分钟、揉小天心3分钟、补脾经5分钟、逆运内八卦2分钟、清四横纹(来回推四横纹)2分钟、清天河水1分钟。

方义:补肾可滋阴潜阳,温补元阳,强筋壮骨,温养下元;揉二马有补肾作用,强肾益精,助元阳,健脑益智,且肾又主骨,故能促进生长发育;揉小天心为诸经之祖,一指揉之,诸经皆动,百病皆治,能镇静安神;补脾经、逆运内八卦、清四横纹(来回推四横纹)可调中和胃,促进消化吸收;清天河水能清心利尿,巩固疗效。

处方2:捏脊法(捏三提三法)。

适应证:健康儿,尤其是先天不足者;智力低下儿,五迟、五软、脑瘫、各种脑病后遗症等均适宜。

疗程:健康儿每日1次,15天为一疗程;脑病患者:每日1次,30天为一疗程,休息1周再继续。

体会:对五迟、五软及脑病儿应多推,休不休息均可,除以上穴外,可加局部按摩。我们体会处方2效果不如处方1,处方2用于找穴有困难者。

第四节　健脾保肺

小儿肺常不足,易受寒邪,又不耐热,故肺有娇脏之称,有难调而易伤的特点。小儿肺气之所以娇弱,关键在于脾常不足。脾与肺为母子之脏,母病及子,脾气虚则肺气不足,外邪易乘虚而入,使肺失于清肃而发生各种肺的疾患;如脾气健旺,则水谷精微之气上注于肺,卫外自固,外邪无从而入。肺气强弱又赖于脾胃之气,故要预防外邪入侵,必须健脾保肺,以调节营卫,宣通肺气,增强身体的抗病能力,从而预防感冒及肺疾的发生。

处方:补脾8分钟、清板门5分钟、揉外劳宫5分钟、揉足三里

5~7次、补肾5分钟、清肺3分钟、逆运内八卦3分钟、清四横纹(来回推四横纹)2分钟、清天河水1分钟。

方义:揉外劳宫、揉足三里均有补脾作用,可助脾阳,使脾气健旺,则水谷精微之气充实,加强肺的功能而卫外自固;补肾、清天河水可调节机体水液代谢,输送营养而排出废物;补脾、清板门、清肺、逆运内八卦、清四横纹(来回推四横纹)可肃肺,促进胃肠蠕动,调节中焦,促进消化吸收而增强体质,加强抗病能力而保肺。

保健作用:健脾胃而增强肺的功能,清肺可调节卫表,宣通肺气,扶正祛邪,增强抗病能力,预防感冒、咳嗽等症的发生。

适应证:体弱多病、病后体虚、呕吐伤脾、肺疾恢复期,以及易患感冒、咳喘等症的小儿。

疗程:每日1次,15天为一疗程,一般操作1~2个疗程。

第五节　扶正固表保健

患儿感冒、热病之后,或汗证经推拿治疗,待症状好转或痊愈后,继以小儿保健推拿法进行调理,可起到扶正固表,益气养阴敛汗的作用,预防体虚感冒或汗证反复发作。

偏气虚者处方:揉小天心3分钟,分阴阳2分钟,揉肾顶3分钟,补脾5分钟,推上三关1分钟,补肾5分钟,推天河水1分钟。

方义:揉小天心、分阴阳可镇静,调节阴阳平衡;补脾、推上三关补后天之不足,调体液,增加血运,补血补气,改善机体营养,起补的作用;揉肾顶固表止汗;补肾、推天河水调节体液。

偏阴虚者处方:揉小天心3分钟,分阴阳1分钟,揉肾顶、补肾3分钟,清小肠2分钟,清天河水1分钟,补脾1分钟,推上三关1分钟。

方义:揉小天心、分阴阳镇静,平衡阴阳;揉肾顶固表止汗;补肾、清天河水、清小肠调节水液代谢;补脾、推上三关补虚扶弱,补后天之本,调节机体营养,改善面色。

保健作用:具有扶正固表,益气养阴敛汗的功能,可增强抗病能力,预防感冒、咳嗽等症的发生。

适应证:体弱多病、病后体虚汗出过多的小儿。

疗程:每日 1 次,7 天为一疗程,一般操作 1~2 个疗程。

第六节 预防便秘的保健

便秘多由食积、内热、津亏等引起,宿便虽出,若内因不解,或饮食不调,或外邪引动,随即复发。故为预防便秘的发生,或便秘后防复,可采用预防便秘保健推拿法继续推拿调理 14 天,使脾健运、阴阳平衡,则大便得调,防止便秘的发生。

1. 偏实热者 便干,嗳气酸臭,纳食降低,易怒,腹胀,唇赤唇干,小便黄少,舌苔黄燥。

治则:清热通便。

处方:顺时针摩腹 2 分钟,点中脘 1 分钟,点天枢 1 分钟,分腹阴阳 2 分钟,下引足三里(左)2 分钟,掐揉膊阳池 0.5 分钟,退六腑 0.5 分钟。

方义:下引足三里、揉膊阳池可引中焦热下行;顺时针摩腹,点中脘,点天枢,分阴阳可促进肠道蠕动,助脾运化;退六腑清热护津。

2. 偏虚寒者 大便不畅,难下,排便无力,四肢冷,面色㿠白,唇淡,舌淡苔薄白,或苔少。

治则:益气养血,滋阴润燥。

处方:补脾 3 分钟,补肾 5 分钟,推上三关 2 分钟,逆运内八卦 3 分钟,清四横纹(来回推四横纹)4 分钟,揉三阴交(左)1 分钟,推下七节骨 100 次。

方义:补脾、补肾、推上三关,滋阴补血,强壮机体;逆运内八卦、清四横纹(来回推四横纹)调中助消化,助中焦之力而加强排便;揉三阴交加强脾肾功能;推下七节骨可降气排便。

第七节 眼 保 健

处方 1:自我保健。按揉攒竹、鱼腰、丝竹空、太阴、太阳、阳白、睛明、承泣、四白、瞳子髎、眼轮，拿风池、合谷各 3~5 次，使局部有酸麻胀感为宜。

操作：①屈膝正坐，双手上举，上臂内收，双手桡侧端或中指端依次按揉攒竹、鱼腰、丝竹空、太阴、太阳、阳白、承泣、四白、瞳子髎；再刮眼轮，一般每个穴 30~40 次，刮眼轮 64 次。②拇、食指相对，按揉睛明穴，有酸麻胀感为止。③双肘关节屈曲，两手上举，用拇指按揉风池穴，继从第一颈椎棘突间自上而下，推揉 64 次，再用双手食、中、无名三指推颈椎旁肌肉，自上而下 5~10 遍。④摇颈。先向前低头，再仰头各 4 次，继摇颈左右倾斜 4 次，继而大摇颈项左右各 2 周，耸肩前后共 8 次。

保健范围：7~12 岁学龄儿童，课间操或休息时进行。

注意事项：保持手部卫生，常剪指甲；操作力度不要过重，要保持刚中有柔，柔中有刚，刚柔相济，勿伤皮肤。操作结束后，要闭目休息片刻，继而遥视远方 2~3 分钟。

处方 2：揉小天心 3 分钟、补肾 5 分钟、揉二马 5 分钟、平肝清肺 3 分钟、补脾经 5 分钟、清天河水 2 分钟。

方义：揉小天心可通经络，通窍散结，清热明目，又能镇静及矫正视力，治斜视（用捣法）；补肾、揉二马、平肝清肺，主要是补先后天肝肾不足；清天河水属心，亦可用于调目疾。

保健范围：有眼疾的患儿。

疗程疗次：每日 1 次，15 次为 1 个疗程，中间休息 3~5 天再继续第 2 个疗程。

附：近视眼保健推拿

方法：运目 30 次（患者晨起闭目，双眼球顺时针转动 1 圈为 1 次）、揉攒竹 100 次、鱼腰 100 次、按目四眦 100 次、揉四白 100 次、刮眼眶 100 次、按揉风池 30 次、摩颈项（发热为度）。

功能锻炼：要认真操作，持之以恒，手法要轻柔，取穴要准确，按摩穴位时要有酸胀感为宜。保健推拿，对假性近视效果好，对成人的真性近视只可防止进一步发展。

第八节　鼻 部 保 健

处方：按揉上星（前发际上 1 寸）、按拿鼻通（鼻梁中下部两边）、按揉迎香（鼻翼外 0.5 寸）、按揉禾髎（鼻孔外缘直下，平人中穴），掐合谷、拿风池各 3~5 次。

操作：①按揉上星：拇指、食指或中指指端均可，在上星穴按揉，局部有酸麻胀感为宜，一般为 30 次。②按拿鼻通：拇食指按拿局部 30 次。③按揉迎香、禾髎方法同上星穴，至局部有酸麻胀感为止。④擦鼻梁两侧，从鼻翼擦至山根，往返擦至局部酸麻胀感或 30 次，继而再按拿鼻通 30 次。⑤双手上举，上臂屈曲，双拇指按揉风池，至局部有酸麻胀感向四周放射为止，按揉合谷 3~5 次。

作用：可通经活络、活气血、开窍祛邪，治鼻疾、感冒等。

适应证：预防、治疗鼻疾、感冒及耳疾（因鼻与耳互通）。

疗程：每日 1~2 次，1 次为 1 个疗程，中间可休息 3~5 天再继续。

第九节　复感儿的保健

复感儿是指反复发作呼吸道感染的患儿，症状多有发热，反复咳嗽，纳呆，病情迁延不愈，烦躁、哭闹，时有汗出，盗汗等表虚象，反复感冒，时久体虚，面色发黄或苍白，无泽、带滞色，头发黄稀疏，直立或成绺。

治则：早期滋阴、解表治感冒，感冒症状消失后以扶正为主。

第一步：治感冒。

处方：补肾 5 分钟，揉二马 5 分钟，揉小天心 3 分钟，揉乙窝风 3 分钟，清板门 5 分钟，分阴阳 1 分钟，清肺 2 分钟，清补脾 3 分钟，清天河水 1 分钟。一般推 2~5 天，感冒治愈改为扶正。

第二步：扶正。

处方：补肾 5 分钟，揉二马 2 分钟，补脾 5 分钟，推上三关 2 分钟，揉小天心3分钟,揉四横纹2分钟,清肺3分钟,逆运内八卦3分钟,揉肾顶2分钟,揉肾纹2分钟,清天河水1分钟。

体会:①经两个阶段14天临床治疗观察,经补脾、推上三关、补肾、揉二马、揉小天心等穴的治疗后,患儿体重、身高均有增加,小儿身体逐渐好转,没有特殊情况长达半年到一年半不生病或少生病。②复感儿的体虚一定要坚持推拿治疗,根据是"正气内存,邪不可干"及"邪之所凑,其气必虚"。③低热儿可用滋阴清热之法:补肾、揉二马、清板门、补脾、推上三关通阳扶正,也可加用揉肾纹,引虚热、邪热外行。

第十节　病后调养保健

小儿病愈后需要合理调养,调养得当,恢复快,但要防止"食复"。所谓"食复",即热病或大病后胃气尚虚,余邪未尽,患儿每当食量过多或纳食不当,可致余邪夹食滞而致复热。用推拿方法可调节脾胃,能增强脾胃功能,预防"食复"的发生,方法如下:

1. 吃奶小儿仍以奶为主,提倡母乳喂养加摩腹,每日顺逆各100~200次。

2. 以食物喂养的小儿以淡食为主(清淡易消化吸收的食物)。加按摩:分阴阳100次、清补脾200次、逆运内八卦200次、清四横纹(来回推四横纹)(每个纹50次)、摩腹(顺逆各100次),每日1~2次。

经以上方法患儿精神、体重可逐渐恢复。有条件者可改为每日捏脊一次(用捏三提三法,14~20天)。

注意事项:①保健推拿润滑剂均可用医用滑石粉或油类;②保健中遇到流行性传染病即停止推拿,待流行过后再恢复;③捏脊法均可在清晨起床后进行,避免饭后进行,以免导致呕吐。

附:小儿推拿用穴规律

根据168个疾病统计,田常英小儿推拿用穴规律如下:

1. 补肾水,用 121 次,居第一位。
2. 二人上马,用 112 次,居第二位。
3. 小天心,用 108 次,居第三位。
4. 清天河水,用 87 次,居第四位。
5. 四横纹,用 81 次,居第五位。
6. 逆运内八卦,用 79 次,居第六位。

主要参考文献

1. 姚春鹏 . 黄帝内经 [M]. 北京 : 中华书局 , 2009.

2. 清·汪宏 . 望诊遵经 [M]. 陈雪功 , 张红梅校注 . 北京 : 中国中医药出版社 , 2009.

3. 赵翰林 . 中医面诊 [M]. 北京 : 中医古籍出版社 , 1994.

4. 清·吴谦 . 医宗金鉴 [M]. 北京 : 人民卫生出版社 , 2011.

5. 中华中医药学会 . 中医必读百部名著 : 推拿按摩卷 [M]. 北京 : 华夏出版社 , 2008.

6. 黄帝内经素问 [M]. 北京 : 人民卫生出版社 , 1963.

7. 清·陈复正 . 幼幼集成 [M]. 上海 : 上海科学技术出版社 , 1962.

8. 明·杨继洲 . 针灸大成 [M]. 北京 : 人民卫生出版社 , 2006.

9. 金义成 . 小儿推拿学 [M]. 上海 : 上海中医学院出版社 , 1988.

10. 张汉臣 . 实用小儿推拿 [M]. 北京 : 人民卫生出版社 , 1974.

11. 赵鉴秋 . 幼科推拿三字经派求真 [M]. 青岛 : 青岛出版社 , 1991.

12. 龚云林 . 小儿推拿方脉活婴秘旨全书 [M]. 南京 : 江苏人民出版社 , 1958.

13. 金义成 , 彭坚 . 中国推拿 [M]. 长沙 : 湖南科学技术出版社 , 1992.

14. 张素芳 . 中国小儿推拿学 [M]. 上海 : 上海中医学院出版社 , 1992.

15. 丁季峰 . 中国医学百科全书 : 推拿学 [M]. 上海 : 上海科学技术出版社 , 1987.

16. 汪受传 . 中医药学高级丛书 : 中医儿科学 [M]. 北京 : 人民卫生出版社 , 1998.

17. 张奇文 . 幼科条辨 [M]. 济南 : 山东科学技术出版社 , 1982.

28